Rank und schlank

durch Intuitives Essen – ohne
Verzicht und Verbote!

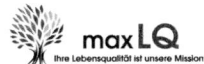

Impressum

1. Auflage, 2018

© 2018 FID Verlag GmbH, Bonn

Verlag: max LQ MAX LQ ein Unternehmensbereich der FID Verlag GmbH (Fachverlag für Informationsdienste), Koblenzer Straße 99, 53177 Bonn, www.fid-verlag.de

Internet: www.fid-gesundheitswissen.de

Redaktion: Gudrun Nebel (v.i.S.d.P.), Kochel am See
Herausgeberin: Christina Wagner, Bonn
Lektorat: Annika Holtmannspötter, Münster

Layout/Satz: Schmelzer Medien GmbH, Siegen
Umschlag: Tipp4, Rheinbach
Druck: Warlich Druck Meckenheim GmbH, Meckenheim

Fotos: © 123rf.com

ISBN: 978-3-95443-146-5

Bestellungen an: FID Verlag GmbH, Koblenzer Straße 99, 53177 Bonn, Tel.: 0228/9 55 04 55, Fax: 0228/3 69 64 99

Wichtiger Hinweis

Alle Beiträge wurden mit Sorgfalt recherchiert und überprüft. Die in dieser Broschüre veröffentlichten Informationen und Tipps können aber ärztliche Beratung und Betreuung nicht ersetzen. Die Beiträge enthalten keine individuellen Ratschläge. Für die Behandlung von Beschwerden und Erkrankungen empfiehlt es sich auf jeden Fall, ärztliche Hilfe in Anspruch zu nehmen. Bitte haben Sie Verständnis dafür, dass wir deshalb keine Leser fragen mit der Bitte um persönliche Gesundheitsratschläge beantworten können. Für Hinweise und Anregungen allgemeiner Art, die diese Broschüre betreffen, sind wir jedoch jederzeit dankbar.

Inhaltsverzeichnis

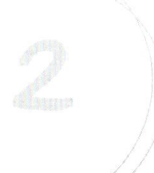

INHALTSVERZEICHNIS

Gudrun Nebel

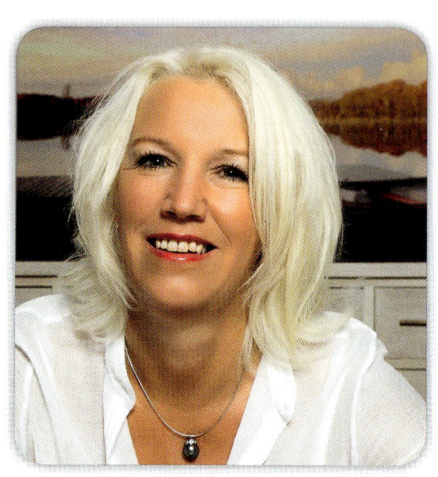

ist Heilpraktikerin und Ernährungs-
beraterin mit eigener Praxis in Kochel
am See. Aus dem Marketingbereich
der Lebensmittelindustrie kommend,
berät und behandelt sie seit über
25 Jahren in Sachen Ernährung und
Gesundheit. Frau Nebel bildet Er-
nährungs- und Gesundheitsberater,
Fastenleiter, orthomolekulare Medi-
ziner und Aromatherapeuten in der
Therapeutenschule Isolde Richter aus. Das intuitive Essen ist sowohl in ihrer Praxis als
auch in ihren vielen Seminaren und Vorträgen ein besonderer Schwerpunkt. In zahlrei-
chen Fachzeitschriften, wie die Deutsche Heilpraktiker Zeitschrift findet man Artikel
von ihr über die Themen Ernährung und Naturheilkunde. Weitere Informationen finden Sie unter: www.gudrunnebel.de

Vorwort

Liebe Leserin, lieber Leser,

jeder Mensch ist einzigartig. Jeder Mensch hat andere Bedürfnisse, andere Wünsche
und andere Ängste. In der Psychologie ist das schon lange bekannt und wird auch so
behandelt. Doch in vielen anderen Bereichen werden wir Menschen einfach standardi-
siert. Hineingepresst in Formen, die dann irgendwie passen müssen. Wenn es mal nicht
mehr passt, dann werden die Normwerte einfach passend angeglichen. Sei es bei den

Konfektionsgrößen, den Körpergewichten oder bei den Blutwerten. Unsere Gesellschaft ist geprägt von Schönheitsidealen, von Gesundheitsregeln und Ernährungsvorschriften. Mehr als 1.200 verschiedene Diäten sind bekannt. Bei jedem einzelnen Anbieter wird versprochen, dass genau diese Diät bei Übergewicht hilft. Sie hilft dann bei jedem Menschen mit Übergewicht. Viele Anbieter sind steinreich geworden, indem sie ihre Diätweisheiten verkauft haben.

Auf der Strecke bleibt der Mensch, der abnehmen will und es nicht schafft. Nur zu gern glauben wir den Werbeaussagen, wie „5 Kilogramm pro Woche sind garantiert". Wenn es nicht klappt, ist allein der Mensch, der abnehmen möchte, schuld, natürlich nicht der Anbieter. Doch wie kann etwas für alle gleich funktionieren, wenn wir doch alle so unterschiedlich sind. Genau, das geht nämlich gar nicht. Was nach einem Misserfolg bleibt, sind unangenehme Gefühle. Beispielsweise Schuld, Scham oder Selbstzweifel. Aber was funktioniert dann? Was bringt ein gutes Gefühl? Was bringt Glück, Freude und Selbstbewusstsein? Es ist etwas ganz Einfaches: Nehmen Sie Ihr Leben in die eigene Hand. Sie sind ein ganz besonderer Mensch. Sie sind einmalig. Es gibt Sie nur einmal auf der ganzen Welt. Sie sind mit keinem anderen Menschen zu verwechseln. Schon Ihr kleiner Finger reicht aus, um Sie unverwechselbar zu machen.

Wie soll nun ein Ernährungsplan, der für alle Menschen passt gerade für Sie richtig sein. Eigentlich können nur Sie für sich wissen, was für Sie richtig ist. Sie sind ein Mensch mit Gefühlen. Sie haben bestimmte Emotionen, persönliche Erfahrungen, einzigartige Anlagen und individuelles Erbgut. Wer kann für Sie entscheiden, was Ihnen guttut? Wer weiß in diesem Moment was Sie fühlen und spüren? Nur Sie allein.

Nehmen Sie sich an die Hand und führen Sie sich durch Ihr Leben. Entscheiden Sie ganz allein, was Sie mögen und nicht mögen. Bleiben Sie dabei, lassen Sie sich nicht verunsichern. Sie sind Ihr bester Berater. Sie sind Ihr Experte. Das gilt auch bei Ihrem Essen und Trinken. Nur Sie wissen, wann Sie Hunger haben oder wann Sie satt sind. Lassen Sie sich

nicht einreden, dass Sie keine Ahnung haben, was gesunde und richtige Ernährung ist. Das wissen Sie ganz genau. Das wissen Sie ganz genau für einen Menschen. Das wissen Sie ganz genau für sich. Setzen Sie dieses Expertenwissen für sich ein. Entscheiden Sie täglich für sich, was und wie viel Sie essen möchten. Das ist ein sehr großer positiver Einschnitt in Ihrem Leben. Genießen Sie dieses Wissen. Auch wenn Sie dieses Wissen erst wieder erspüren müssen, es ist da. Sie müssen nur etwas unter der Oberfläche kratzen, vielleicht auch etwas tiefer dann kommt es wieder zum Vorschein. Seien Sie dabei sanft und umsichtig mit sich selbst. Ihr Körper wird Ihnen täglich auf verschiedene Art und Weise mitteilen, was er und damit Sie selbst benötigen, damit es ihm und Ihnen richtig gut geht. Respektieren Sie das und setzen Sie es um. Ihr Leben wird dadurch eine positive Wandlung vollziehen. Ich wünsche Ihnen viel Freude beim Lesen dieses Buches.

Herzlichst Ihre

Gudrun Nebel

Gudrun Nebel

Hinweis

Alle vorgestellten Methoden sind in allen Lebensbereichen und für alle Menschen leicht anwendbar. Wenn Sie aber an akuten oder chronischen Beschwerden oder Krankheiten leiden, versuchen Sie nicht, diese selbst mit dem intuitiven Essen zu behandeln. Dieses Buch ersetzt keinen Besuch bei Ihrem Arzt oder Heilpraktiker. Holen Sie sich im Zweifelsfall immer den Rat von Ihrem Arzt oder Heilpraktiker ein. Die Inhalte dieses Buches sind sorgfältig recherchiert und erarbeitet worden. Dennoch können weder die Autorin noch der FID Verlag eine Haftung übernehmen.

1
Die intuitive Ernährung

1. Die intuitive Ernährung

Intuition, die einzig richtige Wahl

Seit über 25 Jahren begleite ich Menschen, die in unserem Ernährungsdschungel einen Halt und eine Führung suchen. Viele von ihnen wissen nicht mehr, welche Nahrungsmittel gesund sind und wie viel sie davon essen müssen. Viele von ihnen erkennen nicht mehr, wann sie Hunger haben und wann sie satt sind. Sie vertrauen sich selbst nicht mehr. Sie spüren es einfach nicht mehr.

Meistens kommen diese Menschen in meine Praxis, wenn sie mit allen Diäten durch sind und nicht mehr weiterwissen. Zwar haben sie mit jeder Diät abgenommen, waren während dieser Abnehmphase motiviert und glücklich, aber nach dem Diätende wurde das verlorene Gewicht immer wieder zugenommen. Meist noch mehr. Die einzige Möglichkeit das Gewicht erneut zu verlieren, war der nächste Diätversuch. Nach der Diät ist also vor der Diät. Einige Patienten wünschten sich, niemals mit ihrem Diätenwahn angefangen zu haben. Denn dann wären sie jetzt 5 oder 10 oder 20 Kilogramm leichter.

„Ich bin einfach zu schwach, nicht konsequent genug. Ich lasse mich immer wieder verführen. Ich habe mich nicht im Griff. Wie dumm muss ich denn sein, dass ich mich einfach nicht zusammenreißen kann, wenn es um das Essen geht. Das kann doch nicht sein. Ich bin richtig sauer auf mich."

So oder ähnlich sind die Aussagen dieser Menschen, die sich als Versager fühlen, weil sie ihr Gewicht nicht halten können. Dabei sind sie unschuldig. Denn auf Dauer können diese ganzen Diäten nicht funktionieren. Dafür sorgt allein schon der bekannte Jo-Jo-Effekt.

Wer auf Dauer abnehmen und dabei sein Gewicht halten möchte, müsste eine permanente Ernährungsumstellung vornehmen. Das bedeutet ein ganzes Leben lang Verzicht und Entbehrungen. Aber jeder Mensch definiert sich auch über Gewohnheiten und Vorlieben, die zu seinem Leben dazugehören. Darauf sein ganzes Leben lang zu verzichten kann nicht glücken. Deshalb muss es noch etwas Anderes geben als Diäten, Ernährungsumstellungen und Verzicht. All diese Vorgaben entspringen dem rationalen Gehirn. Sie sind logisch aber emotionslos und sie beachten weder Körper noch Intuition. Gerade was unseren Körper und das Körpergefühl betrifft, verlassen wir uns nicht selten auf unsere Intuition. Intuition ist im Nachhinein oft die richtige Wahl gewesen. Wäre unsere Intuition vielleicht auch die richtige Lösung für unsere Essensauswahl?

Was ist Intuition?

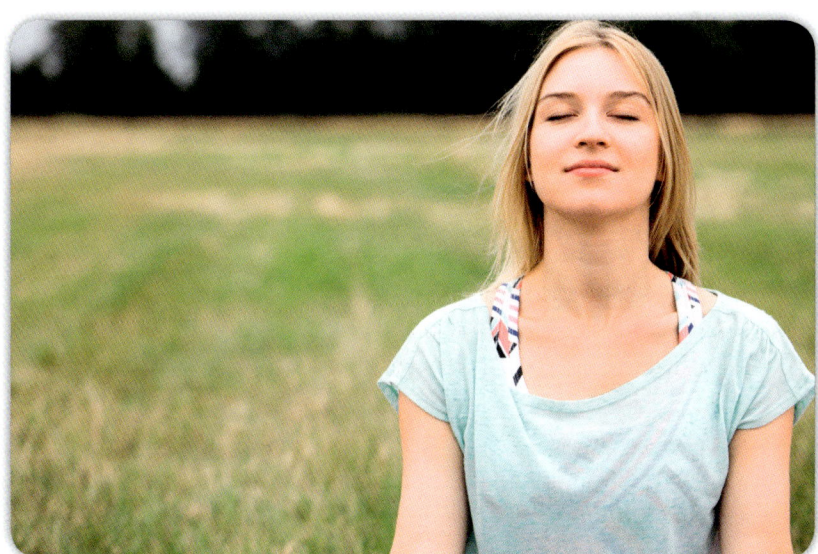

1. DIE INTUITIVE ERNÄHRUNG

Intuition ist eine Ahnung, die aus dem Nichts aufsteigt – ein Bauchgefühl. In der Psychologie bedeutet Intuition direkte Wahrnehmung oder sogar gefühltes Wissen. Dieser sogenannte „Sechste Sinn" folgt einer ursprünglichen Wissensquelle, die Ihr Verstand nicht nachvollziehen kann. Die Empfindungen stammen nicht von Ihren äußeren Eindrücken, sondern entstehen in Ihrem Inneren. Dabei ist Intuition sehr präzise. Die Beurteilung durch Ihre Intuition geschieht ohne vorhergehendes Vergleichen oder Abwägen von Möglichkeiten und ohne zu zögern.

Das ist auch der große Unterschied zu Ihren anderen fünf Sinnen. Diese benötigen Zeit, von Sekundenbruchteilen bis zu zwei Sekunden zwischen dem Ereignis, dem äußeren Sinnesreiz und der tatsächlichen Wahrnehmung, die das Gehirn verarbeiten muss. Nur durch den „Sechsten Sinn" sind Sie vor so mancher Gefahr geschützt. Wenn Sie nun die Kraft der Intuition bewusst einsetzen, können Sie noch mehr Nutzen daraus ziehen. Das beweist eine große Anzahl von wissenschaftlichen Studien. Diese belegen, dass Entscheidungen, die aus der Intuition heraus getroffen werden, meist die besseren sind. Deshalb können Sie die Intuition auch für Ihre Ernährung einsetzen.

Mit der Kombination aus Ihrer Intuition und der Objektivität Ihres Verstandes kommen Sie zu den besten Ergebnissen. Denn Ihr analytischer Verstand wird wirkungsvoll mit der Intuition ergänzt. Allerdings müssen Sie die Intuition erst wieder erlernen. Denn viele Signale, die Sie für Ihre Intuition benötigen, sind bereits verschüttet worden.

Der Glaube, dass nur logisches Denken zu der besten Entscheidung führt, ließ uns an die Qualität der Intuition zweifeln. In diesem Buch lernen Sie, die Signale wiederzuerkennen, und sinnvoll für Ihre Ernährung und Ihr ganzes Leben einzusetzen.

2
Schluss mit Diäten

2. Schluss mit Diäten

Was ist überhaupt eine Diät?

Diät – jeder weiß, was das Wort bedeutet. Eine Diät ist eine einschränkende und beschneidende Ernährungsform mit Geboten und Verboten, mit Verzicht und Entbehrungen. Diät bedeutet, dass sich Ihr ganzer Körper auf einer Durststrecke befindet. Die Durststrecke ist zeitlich begrenzt. Sie gilt es zu überwinden, damit Sie danach wieder aus dem Vollen schöpfen können.

Die frühere Bedeutung von Diät war ganz anders: Diaita, ein Wort aus dem Altgriechischen bedeutet Lebensordnung und Lebensführung. Die Lebensführung hatte in der damaligen Zeit den höchsten Stellenwert, weil es die Übereinstimmung von Denken, Reden und Handeln bedeutete. Diaita bezeichnete zudem eine der Krankheit vorbeugende Lebensweise durch die richtige Pflege von Körper, Geist und Seele.

Die meisten Diäten sind heute auf Entschlackung und vor allem Gewichtsabnahme ausgerichtet. Auch wenn das häufig mit Gesundheit gleichgestellt wird, mit dem ursprünglichen ganzheitlichen Ansatz hat das Wort Diät heute nichts mehr zu tun.

Diesen altertümlichen, ganzheitlichen Ansatz von Diaita können Sie aber für das intuitive Essen einsetzen. Schluss mit Diäten, hin zu Diaita und einem natürlichen Essverhalten. Denn damit beeinflussen Sie Ihr Leben und Ihre Gesundheit sowie Ihren Körper, Ihren Geist und Ihre Seele positiv.

Die 8 Punkte der intuitiven Ernährung

1. Punkt: Nie wieder eine Diät

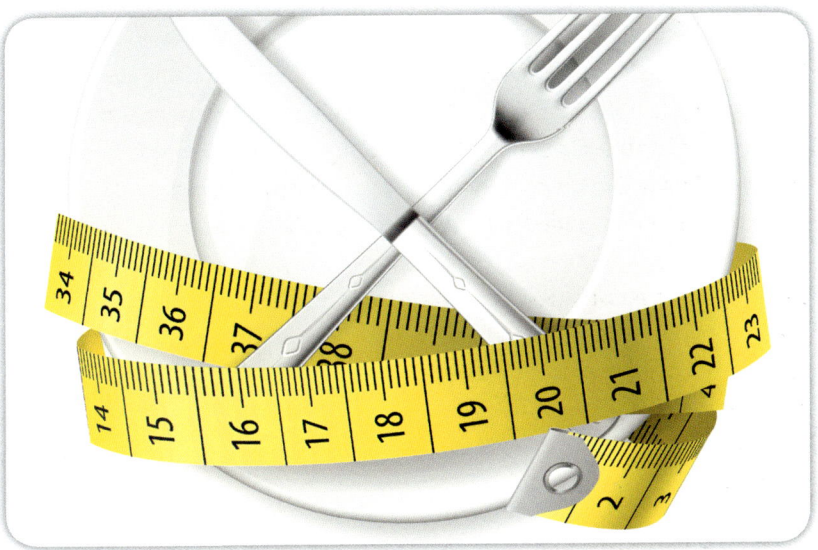

Mehr als 50 Prozent der deutschen Bevölkerung haben reichlich Diäterfahrung. Laut einer Forsa-Umfrage nimmt sich jeder dritte Bundesbürger in der Silvesternacht vor, im neuen Jahr abzuspecken. Aber dieser Vorsatz ist nicht neu. Denn die Zahl der Abnehmwilligen ist seit Jahren nahezu konstant.

Ein eindeutiger Hinweis, dass Diäten und Schlankheitskuren erfolglos sind. Das ist auch der Grund, warum immer neue Diäten auf dem Markt kommen. Vielleicht ist ja irgendwann eine dabei, die tatsächlich funktioniert. Low carb, low fat, HCG, TLC, 30-Tage-Diät, 90-Tag-Diät, WW, Brigitte-Diät – nichts hat geklappt. Mit jeder Diät verlangsamt sich der Stoffwechsel noch mehr.

Nach jeder Diät erhöht sich der Jo-Jo-Effekt. Das liegt auch daran, dass viele Menschen sofort nach ihrer Diät erst einmal richtig zuschlagen. Süßigkeiten, fett- und kalorienreiche Lieblingsspeisen kommen auf den Tisch. Nur zu dieser Zeit empfinden diese Menschen diese Speisen als angemessen. Sie haben es sich verdient, denn dafür haben sie tage- oder wochenlang verzichtet. Allein der Gedanke an Verzicht oder Einschränkung auf Essen kann eine Heißhungerattacke auslösen. Ganz typisch ist dieses Verhalten kurz vor der nächsten Diät, die bereits geplant ist. Mit dem Bewusstsein, dass es jetzt eine Zeit lang eng wird, werden die Portionen wie von selbst größer und die Speisen fetter.

Wenn in Ihrem Leben bisher die Diäten eine wichtige Rolle gespielt haben, dann müssen Sie sich nun davon verabschieden. Allerdings nicht nur von den Diäten, sondern auch von den Zeiten zwischen den Diäten. Denn auch hier kommt es immer wieder zu Störungen, die kleine bekannte Verzichttage auf den Plan rufen.

Kommt Ihnen das bekannt vor? Sie waren abends mit Freunden italienisch Essen und haben sich die Spaghetti mit der deftigen Bolognesesoße schmecken lassen. Dem leckeren Tiramisu konnten Sie auch nicht widerstehen. Am nächsten Morgen rechnen Sie erschrocken die Kalorien des Abends zusammen. Mit den zwei Gläsern Rotwein kommen Sie auf über 1.500 Kalorien. Das müssen Sie heute büßen. Erst einmal verzichten Sie auf das Frühstück, es gibt nur Kaffee. Mittags essen Sie einen Salat ohne Dressing und abends erlauben Sie sich zwei Reiscracker. Dazu verordnen Sie sich viel Bewegung.

Das ist Ihre Strafe. Das kommt davon, wenn Sie über die Stränge schlagen, wenn Sie sich nicht beherrschen können. Schon haben Sie wieder einen Diättag eingelegt, obwohl Sie gerade keine Diät halten. Gesteuert wird dieses Verhalten allein durch Ihr Gehirn. Das bedeutet aber auch, dass Sie eigentlich immer an Ihrer Diäteinstellung festhalten. Diese Einstellung bestimmt Ihr Leben, Ihren Genuss und Ihren Hunger. Genau diese Einstellung, dieses Verhalten werden Sie im Laufe des Erlernens vom intuitiven Essen ablegen. Diese Einstellung trägt die Schuld daran, dass Sie sich nach einem angenehmen Abend schlecht und ertappt vorkommen. Deshalb bestrafen Sie sich selbst und gehen gemein mit sich um. Künftig wird ein italienischer Abend mit Ihren Freunden Ihnen auch am nächsten Tag noch Freude bereiten. Denn als intuitiver Esser erkennen Sie Ihre körpereigenen Signale und können darauf eingehen. Dazu benötigen Sie keine Diäten, keine Ernährungspläne und keine Kalorientabellen. Sie verlassen sich auf sich selbst und auf sonst niemanden.

2. Punkt: Richtiger Hunger und Esslust

In unserer heutigen übersättigten Welt Hunger zu haben und diesen stillen zu können, ist eine wunderbare Erfahrung. Wenn der Hunger nicht zu stark ist, dann gönnen wir uns bewusst und gemäßigt ein gesundes und leckeres Essen. Ist der Hunger aber schon mächtig ausgeprägt, gleicht er einer Hungerattacke, dann werfen wir alle Regeln über Bord.

Kühlschrank und Vorratsschrank auf und alles, was schnell gegessen werden kann, schieben wir in den Mund. Käsescheiben, Wurstscheiben, Brot, Schokolade, Tomaten, Essiggurken, Chips usw. Danach kommen die bekannten Gewissensbisse und die Selbstbestrafungen. Das Problem für viele ist, dass der beginnende Hunger einfach nicht mehr gespürt wird. Wie fühlt sich denn dieser beginnende Hunger an? Viele Menschen spüren ihn in der Magengegend. Das kann von einem flauen Gefühl bis zu Magenschmerzen reichen.

Bei anderen zeigt sich der Hunger eher durch Konzentrationsschwäche oder durch aggressives Verhalten. Andere bekommen Kopfweh und wieder andere sprechen auf einmal sehr viel und schnell. Hunger zeigt sich also bei jedem Menschen auf andere Weise. Doch wenn Sie Ihre Hungersignale nicht wahrnehmen und etwas dagegen tun, reagiert Ihr Körper auf die bekannte Weise und wird heißhungrig.

Deshalb ist es wichtig, dass Sie die ersten Hungersignale wieder rechtzeitig erkennen. Mit dem Erkennen und der anschließenden Reaktion, also dem Essen, geben Sie Ihrem Körper ein erstes, positives Zeichen. Sie haben es gehört, Sie haben reagiert, Sie haben sich auf Ihren Körper verlassen. Die erste Vertrauensbasis zu Ihrem Körper, zu Ihrer Intuition ist aufgebaut.

Bei beginnendem Hunger zu essen ist ein Trieb. Nach der Maslowschen Bedürfnispyramide gehört Hunger zu den essenziellen Grundbedürfnissen. Zusammen mit Trinken, Schlafen, Atmen und Sexualität gehört Hunger zu den Bedürfnissen oder Trieben, die unbedingt erfüllt werden müssen. Ein Nichterfüllen der Grundtriebe endet innerhalb von kurzer Zeit tödlich. Gleichzeitig sind diese Triebe, wenn sie erfüllt sind, auch nicht mehr da. Wenn Ihr Hunger gestillt ist, brauchen Sie nicht mehr zu essen. Wäre da nicht Ihr Appetit. Appetit ist aber etwas ganz anderes als Hunger, obwohl die beiden häufig verwechselt werden.

Appetit hat nur mit der Lust auf Essen zu tun. Diese Lust auf Essen stammt aber nicht aus einem normalen Körperablauf, einem sogenannten physiologischen Ablauf, sondern wird von außen erzeugt. Dabei bekommen besonders die beiden Sinne sehen und riechen Reize vorgesetzt, denen Sie nicht widerstehen können. Oft sind es angenehme Erinnerungen, Bilder oder Düfte, die einen großen Einfluss auf Ihren Appetit, auf Ihre Esslust ausüben. Je intensiver oder schöner die Vorstellungen, umso sicherer sind Sie, dass Sie gerade wirklich Hunger haben, vielleicht bereits sogar Heißhunger.

Es kann aber auch Situationen geben, in denen sich Ihr Appetit meldet, ohne dass Augen und Nase sinnlich gereizt werden. Das kann der Fall sein, wenn Sie sehr unter Stress stehen, Ärger und Probleme haben oder wenn Ihnen gerade etwas langweilig ist. Typisch sind hier die abendlichen Chipstüten oder Schokoladentafeln, die gemütlich, direkt nach dem Abendessen auf dem Sofa vertilgt werden. Dabei stillen Sie natürlich weder Ihren Hunger noch Ihren Appetit. Nicht selten muss unser Essen für andere Bedürfnisse herhalten. Fehlende Eindrücke, fehlende Zerstreuung, fehlende körperliche Aktivität speisen wir buchstäblich mit dem Essen ab.

Im Laufe Ihrer wiedererlangten Intuition werden Sie die Unterschiede zwischen Hunger und Appetit spüren. Sie werden auch auf Ihren Körper und seine Bedürfnisse Rücksicht nehmen und diese ohne Essen erfüllen. Dafür müssen Sie auf nichts verzichten, ganz besonders nicht auf Ihr Essen.

3. Punkt: Verbote und keine Verbote

Kennen Sie das auch? Während einer eiweißreichen Diät möchten Sie auf Kohlenhydrate verzichten. Das Einzige, was Sie während dieser Diät gedanklich vor sich sehen, sind aber Butterbrote und Kartoffeln.

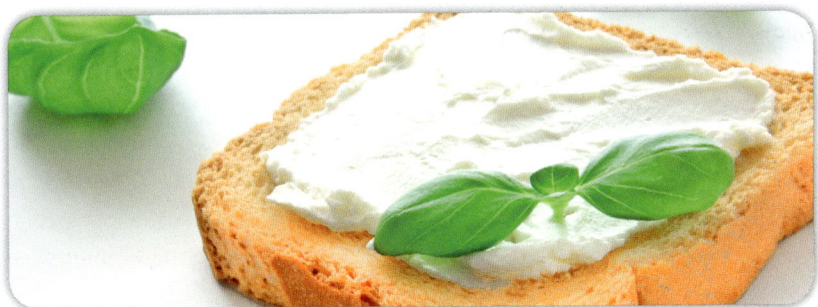

Je mehr etwas eingeschränkt oder verboten ist, desto größer ist unser Drang danach. Das kann sich bis zu einem zwanghaften Verhalten steigern. Dabei handelt es sich um eine ganz natürliche Reaktion Ihres Körpers, die durch eine Einschränkung ausgelöst wird. Weil aber bei anderen Diäten eine Einschränkung nötig ist, werden Sie dieses Körperverhalten auch bei jeder Diät spüren. Alles, was verboten ist, besitzt eine große Anziehung.

Das betrifft nicht nur die Nahrungsmittel während einer Diät, sondern das gilt immer. Wenn Sie sich einfach grundsätzlich bestimmte Speisen oder Nahrungsmittel verboten haben, was vermutlich der Fall ist, dann sind genau diese Produkte für Sie besonders attraktiv und erfahren viel Aufmerksamkeit.

Können Sie sich dann der Macht dieser „verbotenen Früchte", wie Schokolade, Süßigkeiten, Chips oder Pizza nicht mehr entziehen und essen sie fast schon unter körperlichem Zwang, wie besessen, dann plagt sie danach das Gewissen.

Manchmal können Sie auch gar nicht mehr aufhören, diese Tabus zu essen. Die Mengen, die Sie innerhalb von kurzer Zeit verschlingen, können enorm sein. Ein Überessen an diesen verbotenen Speisen ist die Regel. Aber egal wie groß die Menge war, die Sie erhascht haben, jetzt kommt die Zeit der Sühne. Sie fühlen sich schuldig und müssen bestraft werden. Essensentzug oder kleinere Essensmengen sind Ihre Buße. Die verbotenen Speisen werden dadurch nur noch attraktiver. Dem nächsten Essensmissbrauch stehen somit schon wieder Tür und Tor offen.

Wenn Sie gelernt haben, Ihr Essen intuitiv auszuwählen, dann gibt es für Sie kein Essenstabu mehr. Denn als intuitiver Esser dürfen Sie wirklich alles essen. Wenn Sie Ihrem Körper wieder vollkommen vertrauen, wird sich das Verlangen auf die verbotenen Speisen von selbst reduzieren. Das kann aber nur funktio-

nieren, wenn Sie sich erlauben, absolut alles essen zu dürfen, ohne die kleinste Einschränkung. Es gibt in diesem Falle auch keine Mengeneinschränkung.

Das ist anfänglich sehr schwer, weil Sie Ihr Leben lang unter Einschränkung gelebt haben. Vielleicht haben Sie auch Angst davor, dann überhaupt nicht mehr mit dem Essen von den früher verbotenen Produkten aufhören zu können. Die Forschungsergebnisse zeigen aber eine andere Reaktion: Wenn Sie sich wirklich die absolute Erlaubnis geben, von dem verbotenen Lieblingsgericht oder Lieblingsnahrungsmittel so viel und so oft zu essen, wie Sie möchten, dann lässt Ihr Bedürfnis nach großen Mengen merklich nach. Auch der Reiz, genau diese bisher verbotenen Speisen immer wieder zu essen, verringert sich mit der Zeit spürbar.

Damit Sie ein intuitiver Esser werden, müssen Sie diese Essenerfahrung tatsächlich auch machen. Sie werden nicht direkt beim ersten Mal Vertrauen zu Ihrem Körper fassen und sich auf ihn verlassen. Das wird eine ganze Zeit in Anspruch nehmen. Aber in diesem Fall macht Übung den Meister. Sie werden in diesem Buch durch verschiedene Übungen zum intuitiven Meisteresser geschult. Lassen Sie sich nicht durch kleinere Rückfälle verunsichern. Sehen Sie es sportlich. Wenn Sie nicht immer wieder versucht hätten, Radfahren zu lernen, könnten Sie es heute immer noch nicht. Bis Sie Ihrem Gleichgewicht vollkommen trauen konnten, gab es sicherlich einige Stürze. Genauso verhält es sich mit dem Erlernen des intuitiven Essens. Bitte geben Sie nicht auf. Gemeinsam schaffen wir es.

4. Punkt: Geschmackserlebnisse und Essgenuss

Wenn Menschen oft eine Diät halten, dann haben sie meist die Freude am Essen verloren. Freude und Genuss am Essen zu haben, bedeutet aber auch, durch das Essen eine Befriedigung, eine Zufriedenheit zu erlangen. Eine Zufriedenheit durch ein Essen zu erlangen wiederum bedeutet, dass sich nach diesem genussvollen Essen kein Bedürfnis nach weiterem Essen einstellt. Nach so einem Essen sind Sie satt und zufrieden.

Aber wie sieht so ein genussvolles Essen aus, das satt und zufrieden macht? Das ist ein Essen, das alle Ihre Bedürfnisse erfüllt, das Sie genießen, das Ihre Geschmacksnerven trifft und das Sie als Erlebnis einstufen können.

Bisher denken Sie eher an die Dinge, die Sie sich selbst verbieten, die Sie nicht essen dürfen. Diese haben in Ihrem Essen bisher nichts zu suchen. Vielleicht sind es aber genau diese Nahrungsmittel, die Sie glücklich und zufrieden machen. Aber aus Angst davor zu viel zu essen, nicht mehr aufhören zu können, essen Sie lieber andere Nahrungsmittel. Nahrungsmittel mit wenig Kalorien oder besonders gesunde Nahrungsmittel. Wenn Sie diese dann gegessen haben, diese Sie aber nicht befriedigen konnten, sind Sie unzufrieden. Dieses Essen war für Sie kein Genuss. Sie werden Bedürfnisse nach weiterem anderen Essen haben.

Genauso ist es auch, wenn Sie essen, obwohl Sie keinen Hunger haben. Das Bedürfnis nach Essen fehlt. Welches Bedürfnis soll denn mit dem Essen gestillt werden? Selbst nach einem besonders schmackhaften Essen erhalten Sie ohne vorherigem Hungergefühl keine Zufriedenheit, ganz im Gegenteil. Jetzt kann es sogar sein, dass Sie einfach noch weiteressen. Das verschlimmert die ganze Sache zusätzlich, denn die Unzufriedenheit wächst mit jedem Bissen. Von Genuss keine Spur.

Als intuitiver Esser wissen Sie, welche Bedürfnisse Sie haben. Sie wissen, was und wie viel Essen Ihnen in diesem Moment guttut. Das werden Sie lernen. Sie

werden spüren, wie schön es ist, wenn Sie sich genau dieses Essen gönnen, das Ihren Sinnen zu diesem Zeitpunkt entspricht. Zu den Sinnen, die zu einem genussvollen Essen gehören, zählen der Geschmackssinn, der Geruchssinn und natürlich der Sehsinn.

Man sagt schließlich nicht umsonst: Das Auge isst mit. Werden alle drei Sinne mit einem Nahrungsmittel oder einer liebevoll zubereiteten Speise angesprochen, dann macht so ein Essen Sie glücklich und zufrieden.

5. Punkt: Essen ist keine Ersatzbefriedigung

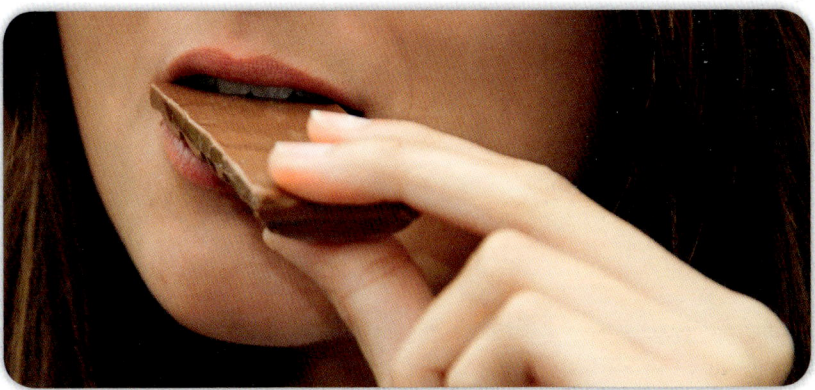

Essen hat nicht nur damit zu tun den Hunger zu stoppen. Das Thema Essen ist voll von Emotionen. Das beginnt schon im Säuglingsalter. Der Säugling trinkt nicht nur an der Brust der Mutter, um satt zu werden, er trinkt auch, um das Gefühl von Nähe und Geborgenheit zu erhalten. Er erwartet Nestwärme. Bekommt er diese nicht, weil die Mutter nicht stillt, nicht lange genug stillt oder das Kind frühzeitig in eine Krippe gegeben wird, dann ist die Gefahr einer Fehlentwicklung groß.

23

2. SCHLUSS MIT DIÄTEN

Die bekannte Psychologin Christa Meves stellt dies anschaulich in ihrem Buch „Unser Leben muss anders werden" dar. Wir haben das emotionale Essen also schon in die Wiege gelegt bekommen. Es verfolgt uns ein Leben lang. Wenn Sie brav Ihren Teller aufgegessen haben, erhielten Sie zur Belohnung noch ein Stück Schokolade oder ein Eis.

Die Liste der möglichen Emotionen und Bedürfnisse, die durch Essen befriedigt werden, ist lang. Angefangen bei der Belohnung über Beruhigung und Trost bis zur Ablenkung sind alle Themen dabei. Es gibt sogar die Möglichkeit, sich mit dem Essen zu bestrafen. Wenn Sie von einer verbotenen Speise zu viel essen, können Sie danach mit sich selbst ins Gericht gehen und sich beschuldigen.

Das Essen nicht mehr zur Bewältigung Ihrer Gefühle einzusetzen, gehört zu den Aufgaben, die Sie im Laufe dieses Buches lernen werden. Dazu gibt es Lösungsvorschläge, damit Sie ein intuitiver Esser werden und für die Bewältigung Ihrer Gefühle andere Kanäle nutzen.

6. Punkt: Ihr Körper ist perfekt, so wie er ist

Nach einer Studie (GfK März 2014 im Auftrag der Nestle Ernährungsstudios) sind 56 Prozent der Frauen und 46 Prozent der Männer mit ihrem Körpergewicht unzufrieden. Bei der Figur gibt es ein paar Prozent weniger Verdrossene. Beides, Gewicht und Figur sind die wichtigsten Auslöser für Diäten. Mittlerweile wissen Sie aber, dass diese Unzufriedenheit, endlich leichter und schlanker zu werden, nicht hilfreich ist.

Ganz im Gegenteil. Denn je mehr Sie sich auf Ihren Körper konzentrieren, umso unzufriedener werden Sie. Wenn Sie unzufrieden sind und mit sich schimpfen, Ihren Körper deshalb vielleicht sogar hassen, umso schlechter fühlen Sie sich.

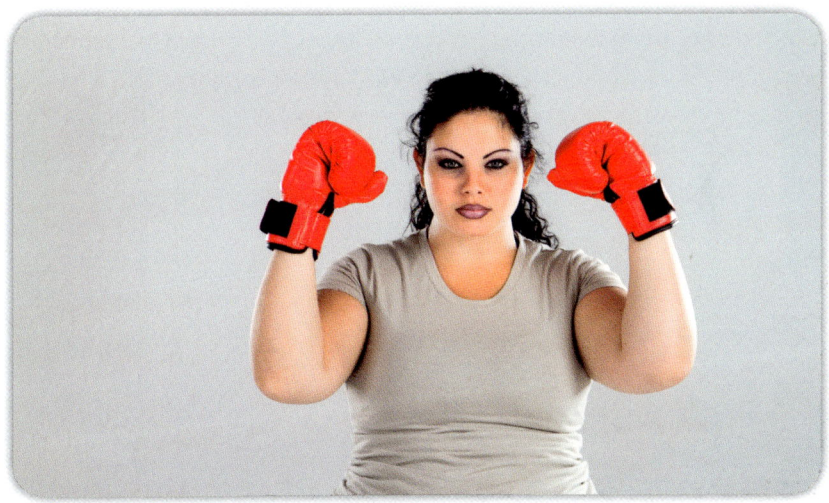

Wenn Sie sich schlecht fühlen, benötigen Sie entweder Trost oder Sie benötigen noch mehr Schuldgefühle. Beides kann wunderbar durch das Essen ausgeglichen werden. Diäten jedenfalls haben in Ihrem Kampf gegen Ihren Körper bisher nicht weitergeholfen. Je verbissener Sie daran arbeiten, umso mehr
scheitern Sie.

Natürlich ist es nicht einfach Ihren Körper zunächst einfach mal so zu akzeptieren, wie er ist. Sie brauchen aber keine Angst zu haben, wenn Sie Ihren Körper
jetzt akzeptieren, dass sich dann nichts ändern wird. Denn sich annehmen und
die aktuelle Lage zu akzeptieren, Ihren Körper zu respektieren, sind die Voraussetzungen, damit Sie ein intuitiver Esser werden.

Ihren bereits verinnerlichten Prozess, Ihren Körper nur dann zu akzeptieren
und respektieren, wenn er bereits Ihre gewünschten Formen angenommen hat
und leichter ist, drehen wir einfach um.

Das bedeutet, wenn Sie genau jetzt Ihren Körper annehmen, ihn akzeptieren, ihn respektieren, dann kümmern Sie sich um ihn. Sie kümmern sich um seine Gesundheit und um seine Bewegung. Aber Sie kümmern sich nicht um das Gewicht und die Form.

Den Prozess, Ihren Körper anzunehmen, unterstützen Sie, während Sie zum intuitiven Esser werden, mit verschiedenen Programmen und Mechanismen. Je lockerer Sie mit Ihrem aktuellen Körperbild umgehen, umso leichter wird es Ihnen fallen, Ihre Intuition wieder auszugraben.

7. Punkt: Die Qualität Ihrer Nahrung

Jetzt wird es spannend, werden Sie vielleicht denken. Was kommt zum Thema gesundes Essen. Natürlich ist die Qualität der Nahrung wichtig. Schlechte Qualität kann man nicht genießen. Viele Krankheiten haben einen eindeutigen Bezug auf die Ernährung. Das soll überhaupt nicht verleugnet werden. Allerdings werden Sie nicht von ein paar Portionen Junkfood krank und bekommen von fetten Speisen nicht sofort ein Herzleiden oder Adipositas.

Wenn Sie auf die Qualität Ihrer Nahrung achten, dann hat das überhaupt nichts mit Einschränkung und Entbehrung und schon gar nicht mit einer Diät zu tun. Ganz im Gegenteil: Sie essen, was Ihnen schmeckt. Ihnen darf es mehr als wichtig sein, dass Sie künftig auf Ihren Genuss achten. Wie Sie schon gesehen haben, gehört zum Genuss auch eine reichliche Auswahl an verschiedenen Lebensmitteln. Die Vielfalt ist auch entscheidend, dass Sie sich mit Ihrer Auswahl gut fühlen. Es sollen schließlich alle Sinne gereizt, angesprochen und befriedigt werden. Das passiert nicht, wenn Sie tagtäglich das Gleiche essen. Auch Ihre Sinne können zwischen guter und schlechter Qualität unterscheiden.

Denken Sie an eine kross gebackene Pizza, frisch aus dem Steinbackofen. Der Teig ist schön aufgegangen und an einigen Stellen sind kleine Blasen entstanden. Sie ist mit Scheiben von saftigen dunkelroten Tomaten, Büffelmozzarella und etwas Basilikum belegt. Da läuft Ihnen vermutlich das Wasser im Munde zusammen.

Daneben steht eine dünne Pizza hergestellt aus glutenfreiem Getreide, belegt mit einer wässrigen Tomatensoße, gummiartigem, fettfreien Mozzarella und grünem Pesto. Sie sieht sehr gesund aus. Sie dürfen frei wählen. Zu welcher Pizza greifen Sie? Welche Pizza regt Ihre Sinne an? Wohl kaum die Pizza mit den minderwertigen, aber gesunden, fettfreien und glutenarmen Nahrungsmitteln.

Genauso wie beim Pizzavergleich können Sie auch viele andere Lebensmittel vergleichen. Wählen Sie für sich immer die besten und genussreichsten Lebensmittel heraus. Lassen Sie sich nicht täuschen. Denn natürlich sind Sie bei den meisten Diäten getäuscht und enttäuscht worden. Da mussten Sie immer auf die Nährwerte achten. Wenig Zucker, wenig Fett, wenig Salz, wenig Kohlenhydrate. Also viel Gemüse, Gemüse und nochmals Gemüse. Am besten in Wasser gedünstet, mit etwas Kräutern „verfeinert". Natürlich sollen Sie auch jetzt Gemüse essen. Aber auf einer Art und Weise, die Ihnen auch wirklich schmeckt.

Mit Olivenöl oder Butter angebraten, mit Käse überbacken oder mit Bratkartoffeln. Sie dürfen auch künftig Ihren Salat essen. Mit einem schmackhaften Dressing, mit gerösteten Nüssen oder mit Fetakäse. Vorbei ist die Zeit von essigsauer angemachten Salatblättern, die Ihr Zitronengesicht hervorriefen.

Sie werden sehen mit der Intuition kommt auch die Vielfalt der Nahrungsmittel zurück. Und mit der Vielfalt werden Sie erkennen, welche Qualität gerade gut genug für Sie ist.

Im Laufe Ihres Erlernens Ihrer neuen Lebensqualität dürfen Sie sich mit der gesunden Ernährung anfreunden. Aber an erster Stelle steht ab sofort der Genuss. Sie essen nichts mehr, weil es gesund ist. So gesund kann es gar nicht sein, wenn es Ihnen nicht schmeckt. Gesund mit Genuss ist der richtige Ansatz. Sie werden es nach und nach für sich umsetzen und dann keine Kompromisse mehr eingehen.

8. Punkt: Sport und Bewegung gehören dazu

Wenn es in der Ernährungsberatung um das Thema Bewegung und Sport geht, dann höre ich oft: „Früher, da habe ich ganz viel gemacht. Da hatte ich Spaß am Sport. Heute ist es mir einfach zu viel. Irgendwie fehlt mir die Zeit."

Bei der Anamnese stellen die Patienten selbst fest, dass der Grund für den mangelnden Sport und die mangelnde Bewegung meist nicht die fehlende Zeit ist. Die Gründe für den Sportentzug lauten meist so:

- ▸ Das eigene Aussehen
- ▸ Die fehlende Motivation

In diesem Fall gehören beide Gründe zusammen. Viele Menschen, die sich zu dick fühlen, möchten erst einmal abnehmen, bevor sie sich im Sportdress zeigen wollen. Damit befinden sie sich wieder in der Diätmentalität.

Damit setzen sie sich selbst unter Druck. Und zwar in so einem hohen Maße, dass ihr Körper einfach nur mit Trägheit reagieren kann. Zahlreiche Diäthaltende werden somit zu einer sogenannten Couchpotato. Medizinisch gesehen ist das sogar normal und voraussehbar. Denn damit die Muskeln arbeiten können, benötigen sie Kohlenhydrate. In allen Diäten ist der Genuss von Kohlenhydraten, wie Brot, Nudeln, Kartoffeln oder Schokolade aber stark eingeschränkt oder sogar gänzlich verboten.

Die Energiezufuhr durch Kohlenhydrate während einer Diät ist, wie wir im Vorfeld bereits gesehen haben, für den Alltag schon zu wenig. Für den Sport ist die tägliche Zufuhr eindeutig zu niedrig. Damit man gut gelaunt zum Sport gehen kann, werden ebenfalls Kohlenhydrate benötigt.

Denn nur mit einer ausreichenden Anzahl von Kohlenhydraten kann der Neurotransmitter Serotonin gebildet werden. Serotonin ist das sogenannte Wohlfühl- oder Glückshormon. Wenn Ihr Körper nur wenig Serotonin herstellen kann, merken Sie das an Ihrer Stimmung. Diese kann ohne Serotonin sogar depressiv werden. In so einer Verfassung können Sie sich nicht zum Sport aufraffen.

Andere Patienten kontern auf meine Frage nach Sport und Bewegung mit ihren Diätprogrammen, die sie bisher eingehalten haben. Darin hat Sport eine besonders wichtige Funktion inne. Viele dieser Diätprogramme benutzen Sport als zusätzliche Kalorienverbrennung. Diese Menschen haben jetzt einfach kein Verlangen mehr, Sport zu treiben oder sich zu bewegen, weil es so negativ besetzt ist.

Es gibt aber eine Reihe von Gründen, warum Bewegung und Sport zu einer gesunden Lebensweise gehören und auch zu Ihrem intuitiven Essen passen. Damit Ihnen der Weg wieder hin zu Bewegung und Sport leichtfällt und nach geraumer Zeit einen festen Platz im Alltag erhält, müssen Sie behutsam vorgehen. Wenn Sie jetzt einfach keine Lust haben zu joggen oder zu walken, dann lassen Sie das auch erst einmal sein. Beginnen Sie damit sich mental mit dem Sport und der Bewegung zu befassen.

Allerdings nicht, wie Sie es bisher gemacht haben, in Form von verbrauchten Kalorien und schwindenden Kilos, sondern in Form von Wohlfühlprogrammen. Denn Bewegung und Sport sind Wohlfühlfaktoren. Diese wieder in Gang zu bringen, lohnt sich gewaltig.

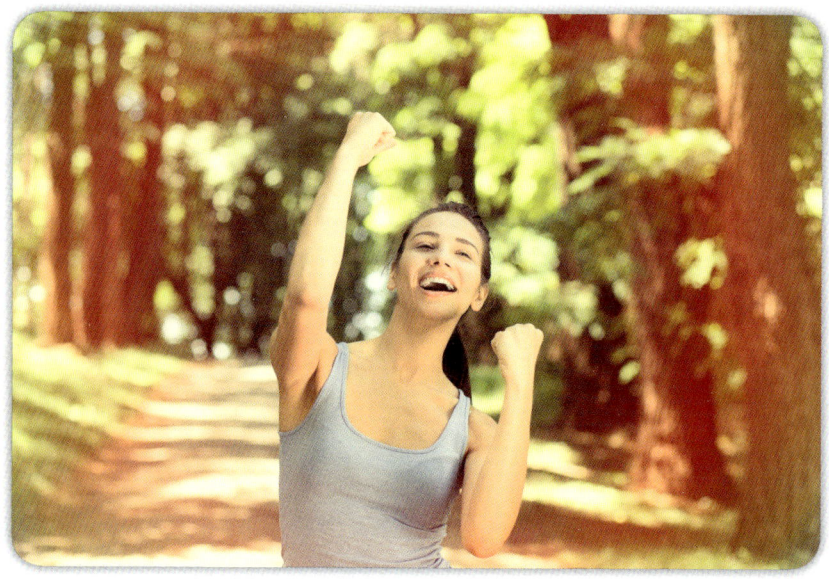

Dabei geht es nicht um übertriebenen Sport oder gar Hochleistungssport, sondern es geht um Freude und Spaß. Sie werden für diesen Sport keine Motivation benötigen, Sie werden sich von selbst gern aufraffen und sich bewegen. Dabei erhalten Sie noch mehr gute Laune und Energie. Gleichzeitig hilft Ihnen die Bewegung bestimmte gesundheitliche Probleme und Erkrankungen zu reduzieren oder sogar zu verhindern.

Dafür benötigen Sie nicht einmal zusätzliche Zeit. Im Laufe des Erlernens des intuitiven Essens werden Sie auch erkennen, wie einfach Sie Ihre Bewegung in Ihren individuellen Alltag einbinden können. Damit fällt der „Keine-Zeit-Faktor" für immer weg. Sie werden ihn auch als Ausrede nicht mehr gebrauchen. Wenn Sie dann noch zusätzlich eine Sportart ausüben wollen, dann dürfen Sie das liebend gern tun.

3

Wie alles begann

3. Wie alles begann

Daoismus, TCM und die 5-Elemente-Ernährung

Daoismus oder auch Taoismus ist eine chinesische Religion und Philosophie, die vor ungefähr 6.000 Jahren entstanden ist. Daoismus besteht aus acht Säulen, die alle Ansichten des alltäglichen Lebens abdecken sollen. Wenn diese acht Säulen beachtet und umgesetzt werden, ermöglichen sie jedem Menschen eine vollkommene Erfüllung all seiner Bedürfnisse.

Er kann sein ganzes Leistungsvermögen einsetzen und sein vollständiges Potenzial wird aktiviert. Das bedeutet, er befindet sich im Gleichgewicht und kann ausgeglichen und glücklich leben.

Die dritte Säule des Daoismus befasst sich mit der Ernährung. Auch hier geht es um das Gleichgewicht, das erreicht werden soll. Wenn sich der Mensch ausgewogen ernährt, dann befindet er sich im Gleichgewicht. Ein wichtiger Faktor des Gleichgewichts ist bei jedem Menschen sein individuelles, richtiges Körpergewicht. Heute sagen wir Wohlfühlgewicht dazu.

Dabei stellen die Körpergröße, der Körperbau, der Knochenbau und der Konstitutionstyp wichtige Einflüsse dar. Weicht das Wohlfühlgewicht nach oben oder nach unten ab, ist das innere Gleichgewicht gestört.

Damit bedeuten die Abweichungen nicht nur Gewichtsprobleme, sondern es fehlt auch an einer Ausgewogenheit für Körper, Geist und Seele. Der Daoismus geht sogar noch einen Schritt weiter und deutet auf eine fehlende spirituelle Balance hin.

In China gilt Übergewicht oder Adipositas als Krankheit der Reichen. Zu den Folgen von Übergewicht zählen:

- Bluthochdruck
- Herzerkrankungen, wie Herzinsuffizienz und Herzinfarkt
- Wassereinlagerungen (Ödeme)
- Gallensteine
- Unterzuckerung
- Diabetes mellitus Typ 2

Übergewicht und die Folgen davon lassen sich mit der Einsicht der daoistischen dritte Säule vermeiden. Im Daoismus ist Ihr Wohlfühlgewicht gleichbedeutend mit einem gesunden Körper und einer innerlichen Ausgeglichenheit. Mit diesen menschlichen Anlagen können Sie ein langes und erfülltes Leben führen.

Eines der wichtigsten Gebote des Daoismus ist es, auf die Signale des Körpers zu hören. Jeder Mensch reagiert anders auf den Verzehr von bestimmten Nahrungsmitteln. Deshalb ist es nicht nur wichtig im Vorfeld zu erspüren, was dem Körper guttut und was ihn jetzt befriedigen würde.

Die Reaktionen auf das Essen müssen beobachtet werden. Nahrungsmittel, die unangemessene Reaktionen auslösen wie Hautausschlag, Schleimbildung, Verstopfung oder Durchfall, sollten gemieden werden. Auch die schon bekannten Heißhungerattacken und die abwechslungsreiche Kost sind Erkenntnisse der dritten Säule im Daoismus. Die Erfahrungen aus diesem alten Wissen haben heute noch auf allen Ebenen Gültigkeit.

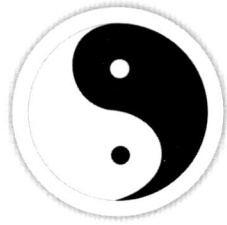

Eine davon ist die 5-Elemente-Lehre aus der traditionellen chinesischen Medizin, kurz TCM genannt. Die TCM ist im heutigen China immer noch medizinischer Standard, in der auch die Ernährungslehre und die Ernährungsberatung eingefügt sind. Für die Chinesen ist es oh-

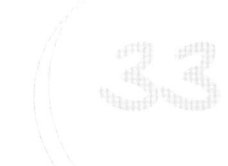

nehin selbstverständlich die Lebensmittel und die Speisen so zu wählen, dass sie der täglichen Gesundheitsvorsorge zugute kommen. Für die meisten Chinesen ist das recht einfach, weil sie ein umfangreiches Grundwissen über Krankheiten und deren Entstehung haben.

Viele Beschwerden werden als Vorwarnung für entstehende Krankheiten gedeutet. Im Alltag reagieren sie mit der entsprechenden Auswahl an Essen. Dabei spielt die Erkenntnis und die Angewohnheit nur der Jahreszeit und dem Klima entsprechenden Lebensmittel zu verwenden eine große Rolle. Die Gewohnheit kann in diesem Falle mit Intuition gleichgesetzt werden.

Denn die Umsetzung dieser eigenverantwortlichen gesundheitlichen Vorsorge durch Ernährung ist für die Chinesen selbstverständlich. Dazu werden weder Ernährungspläne noch Verbotslisten geschrieben. Die Intuition wird von Generation zu Generation weitergegeben. Dies ist vor allem in ärmeren Gegenden und in Gebieten mit extremen Klimabedingungen die Grundlage für das gute Immunsystem und den guten Allgemeinzustand.

Säuglinge und Kleinkinder

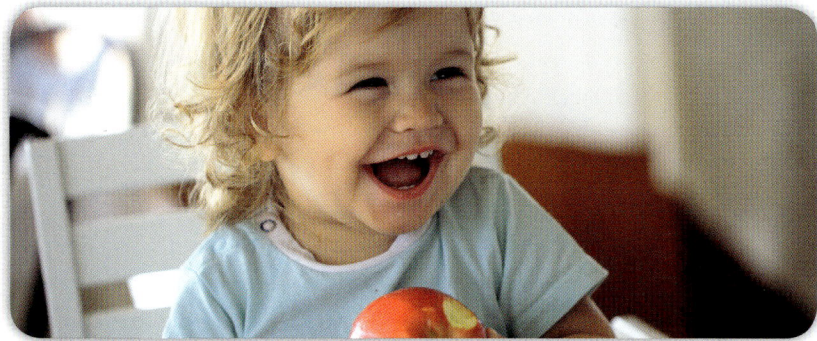

Haben Sie schon mal ein kleines Kind beobachtet, wie es zu einem angebotenen Lebensmittel greift und es in den Mund steckt.

Das macht es nur, wenn es Hunger hat oder wenn es das Lebensmittel ist, das es momentan braucht. Vorausgesetzt das Kind wurde noch nicht bedrängt. Oft geht diese Bedrängung, ja fast Nötigung schon im Säuglingsalter los. Da soll das Baby alle vier Stunden gestillt werden.

Die Menge, die es dabei trinken muss, berechnet sich nach Alter und Gewicht des Kleinen. Werden die statistischen Werte unterschritten, macht sich die junge Mutter schon Sorgen. In den wenigsten Fällen ist das aber notwendig. Denn ein Baby weiß intuitiv, wann und wie viel Muttermilch ihm jetzt guttun würde. Achtet die Mutter auf die Signale, dann wird das Stillen nicht mehr nach Vorschrift durchgeführt, sondern den Wünschen und Bedürfnissen des Kindes angepasst. Sobald das Baby Hunger verspürt, muss dieser befriedigt werden. Wenn es einmal länger als vier Stunden keinen Hunger hat, muss auch dieser Wunsch akzeptiert werden.

Mit den Fläschchen verhält es sich genauso. Auch hier wird nach Vorschrift gearbeitet. Da muss das Baby vier- bis fünfmal täglich mit einer genauen Menge gefüttert werden. Oft wird das Fläschchen so lange angelegt, bis es leer ist.

Ob das Kind will oder nicht. Manchmal hat es aber nach der vorgeschriebenen Menge noch nicht genug und will mehr. Doch auch darauf wird in der Regel keine Rücksicht genommen. Dabei regulieren der Säugling und auch das Kleinkind seine Nahrungsaufnahme bereits selbst.

Je nachdem ob es gerade einen Wachstumsschub macht oder sich viel bewegt hat, ist der Hunger mal größer oder mal kleiner. Darf das Baby sein intuitives

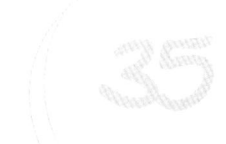

Essen bereits in dieser Phase ausleben, dann ist die Chance, dass es sein Leben lang problemlos mit der Ernährung umgeht sehr groß.

Dürfen die Kinder, wenn sie alt genug sind, dann weiterhin selbst entscheiden, was und welche Mengen sie essen, dann wirkt sich das positiv auf die Selbstständigkeit aus. Dem Kind wird vertraut. Die Erwachsenen müssen das Kind dabei unterstützen. In dieser Phase sollte das Kind alles probieren und sich seinen eigenen Geschmack bilden dürfen.

Je mehr Erfahrungen das Kind mit den verschiedenen Lebensmitteln macht, umso leichter kann es auch später damit umgehen. Kinder, die keine Nahrung verboten bekommen, werden ihr Leben lang auch keine Probleme mit sogenannten verbotenen Lebensmitteln haben.

Eltern und Erwachsene sind die wichtigsten Vorbilder im Leben eines Kindes. Wenn die Kinder sehen, wie ihre Erwachsenen ein Essen zubereiten, essen, wenn Hunger auftritt, aufhören zu essen, wenn der Hunger gestillt ist und kein Lebensmittel mit einem Verbot belegt ist, dann schauen sie sich genau dieses Verhalten ab. Je weniger Druck durch Verbote und Gebote zum Essen gegeben wird, desto weniger Reibung und Widerstand wird es geben.

Als ich Alexander kennenlernte, war er sechs Jahre alt. Er war ein aufgeweckter, interessierter und angenehmer Junge. Die Mutter, eine alleinerziehende junge Frau vertraute ihm. Auch hinsichtlich der Ernährung.

Alexander liebte Salat, Gemüse, Obst und Kartoffeln. Kuchen und Süßes aber auch Fertigprodukte und Fast Food schmeckten ihm überhaupt nicht und das, obwohl seine Mutter eine leidenschaftliche Kuchenbäckerin und Süßesserin war.

Aber Alexander durfte über seinen Geschmack selbst entscheiden. Unter der Woche lebte Alexander bei den Großeltern. Diese aßen vegetarisch und sehr gesund. In ihrem großen Garten durfte Alexander sein Gemüse und seine Kräuter selbst ernten.

Die Großeltern waren sein Vorbild, er bewunderte die beiden. Als dann der neue Freund in das Leben seiner Mutter trat, wurde alles anders. Dieser liebte Süßigkeiten. Sein täglicher Zuckerkonsum lag nachgerechnet bei 700 bis 800 Gramm. Zweimal in der Woche aß er in Fast-Food-Ketten und täglich gab es Wurst und Fleisch.

Mit Stolz erzählte mir dieser Mann, dass er Alexander endlich mal dazu gebracht hatte, einen Hamburger mit Pommes zu essen. Für die Tüte Gummibärchen, die Alexander aufgegessen hatte, erhielt er ein Polizeiauto als Belohnung. Seit der Lebensgefährte der jungen Mutter Alexander essenstechnisch unter seine Fittiche genommen hatte, liebte Alexander dieses Essen, das er vorher abgelehnt hatte.

Er vergötterte den neuen Freund der Mutter. Er ging mit ihm Fußball spielen und ins Schwimmbad. Nun verweigerte Alexander Salate, Gemüse und Obst. Kartoffeln mag er nur noch in Form von Pommes frites. Alexander ist seit seinem 10. Lebensjahr übergewichtig.

Viele Nahrungsmittel, darunter auch Hamburger mit Pommes und Gummibärchen, gehören nun zu den Nahrungsmitteln, die es nur noch in beschränktem Maße gibt, denn eigentlich sind sie für Alexander verboten.

Schade für Alexander, dass er seine intuitive Ernährung bei den Großeltern nicht weiterleben konnte. Durch das neue Vorbild bekam das Essen für ihn

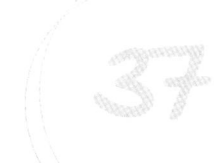

eine ganz andere Priorität, die ihn bereits im jungen Alter das Übergewicht beschert hat.

Alexander kann unter Anleitung wieder schnell zu einem intuitiven Esser werden, denn das war er ja sechs Jahre seines Lebens bereits. Er kann sich noch gut daran erinnern, wie angenehm das Essen als kleines Kind bei den Großeltern war. Für andere Jugendliche, die diese Erfahrung nie gemacht haben, ist es etwas schwieriger, deshalb auch etwas spannender.

Der jugendliche Esser

Die Zahl der übergewichtigen Teenager wächst stetig. Heute sind 25 Prozent der Jugendlichen übergewichtig. Als Grund werden ungesunde Ernährung und Bewegungsmangel angegeben. In der Pubertät müssen ausreichend Nähr- und Mikronährstoffe aufgenommen werden. Nur so kann ein gesundes körperliches Wachstum und die hormonelle Umstellung gewährleistet werden.

Doch statt mit dem intuitiven Genuss von ausreichenden Nährstoffen, wird mit Verboten gearbeitet. Oftmals verbieten sich die Jugendlichen selbst bestimmtes Essen und beginnen eine Diät, genauso oft stecken die Eltern hinter diesen Maßnahmen.

Wie Sie im Fall von Alexander gesehen haben, orientieren sich Kinder an Erwachsenen, Pubertierende zusätzlich an anderen Jugendlichen. Das erschwert die Einstellung zu einer Umstellung. Doch wenn Jugendliche bereits eine geschädigte Einstellung zum Essen haben, dann ist es umso wichtiger, dass die Erwachsenen in ihrer Umgebung als leuchtendes Beispiel vorangehen und zusätzlich einige Umstellungen für die Jugendlichen übernehmen. Wie das funktioniert, können Sie ab Seite 166 entdecken!

Essen im Krankheitsfall

Die falsche Ernährung ist die eigentliche Ursache von vielen verschiedenen Krankheiten. Im Umkehrschluss heißt das, wenn Sie bei bestimmten Krankheiten Ihre Ernährung ändern, können Sie Einfluss auf den Krankheitsverlauf und auf eine eventuelle Heilung nehmen. Dazu benötigen Sie kein bestimmtes Wissen über die Nahrung, sondern eine tiefe Verbundenheit zu Ihrem Körper.

Schauen Sie sich dazu zunächst in der Tierwelt um: Wenn ein Tier in der Natur krank wird, dann verändert es die Nahrungsaufnahme. Entweder frisst es nur noch bestimmte Nahrungsmittel, es frisst nichts mehr oder es frisst wesentlich mehr. Ja nach Krankheit und Krankheitsstadium. Selbst Tiere, die mit uns in einer Gemeinschaft leben, verändern ihre Essgewohnheiten bei Krankheiten. Tiere haben dafür einen Instinkt. Instinkt ist die intuitive Intelligenz.

Das Tier kann sie nicht steuern. Es wägt nicht ab, es reagiert unbewusst. Das Tier weiß einfach, was ihm guttut. Wir Menschen haben die Fähigkeit, wenigstens teilweise unsere Instinkte zu steuern. Das machen wir mit der Vernunft. Leider missachten wir auch hier die intuitive Intelligenz, die uns veranlassen würde, bei Krankheiten unsere Ernährung zu verändern. Natürlich gibt es Situationen, in denen wir unsere Ernährung ändern.

Aber in den wenigsten Fällen handeln wir dabei intuitiv oder lassen uns von unserem Instinkt leiten. Wenn Sie im Krankheitsfall Ihre Ernährung ändern, dann meistens, weil es Ihnen von außen befohlen wird. Sie bekommen einen Ernährungsplan, wenn Sie hohe Cholesterinwerte haben oder an Gicht leiden.

Dabei könnten Sie schon bei Beschwerden, wie Kopfschmerzen, PMS oder Rückenschmerzen intuitiv auf Ihren Körper hören und er würde Ihnen Signale für

das richtige Essen geben. Das funktioniert leider nur, wenn Sie das vorher auch im gesunden Zustand ausprobiert und damit positive Erfahrungen gesammelt haben.

Daniela, eine Patientin von mir, die ihre Ernährung auf das intuitive Essen bereits vor einigen Jahren umgestellt hatte und damit sehr glücklich ist, musste wegen einer Notoperation ins Krankenhaus. Die Operation zur Entfernung der Zyste an einem Eierstock wurde abends um 20:00 Uhr durchgeführt.

Als Daniela am nächsten Morgen aufwachte, stand das Frühstück an ihrem Bett. Sie erhielt eine Schondiät. Zwei Scheiben Toastbrot, je eine Scheibe Gouda und Bierschinken, Marmelade und Margarine lagen auf ihrem Teller. Dazu bekam sie Kamillentee. Wie gern hätte sie eine Tasse heiße Brühe gehabt und dazu einen Apfel. Das Frühstück ließ Daniela unberührt und hoffte auf das Mittagessen.

Sie freute sich auf Salat, Kartoffeln und etwas Gemüse. Das wäre für sie nun die richtige Schondiät. Stattdessen erhielt sie einen Schweinebraten mit Soße und Nudeln. Daniela spürte sofort, dass ihr dieses Essen nicht guttut. Aber sie hatte Hunger und es gab keine Alternative. Schon während des Essens ging es Daniela schlechter.

Die Schmerzen wurden stärker, sie bekam zusätzlich Kopfschmerzen und schwitze stark. Auf das Abendessen durfte sie verzichten, denn ihr Mann kaufte für Daniela Obst und Salat ein. Danielas Körper konnte also doch noch befriedigt werden.

Bereits während ihres abendlichen Genussessens wurden die Schmerzen geringer. Daniela aß während ihres Krankenhausaufenthalts nur die bestellten

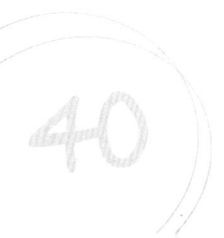

Lebensmittel, die ihr Mann dann mitbrachte. Wäre Daniela keine intuitive Esserin gewesen, hätte sie natürlich alle Krankenhausmahlzeiten gegessen. Denn sie hatte ja Hunger. Dieses Essen hat ihr aber nicht gutgetan. Ganz im Gegenteil. Zusätzlich zu der belastenden Operation und den Schmerzen kamen weitere Beschwerden hinzu. Im Krankheitsfall können schon einzelne falsche Mahlzeiten sehr unangenehme Qualen hervorrufen.

Ein Kind, das an Erkrankungen, wie einer Erkältung oder Infektion leidet, lässt zunächst alle Mahlzeiten ausfallen. Es hat keinen Hunger und auch keinen Appetit. Das Kind weigert sich zu essen, selbst wenn die Lieblingsspeisen auf dem Tisch stehen. Warum? Der Körper braucht die Energie, um die Selbstheilungskräfte zu aktivieren. Da eine Verdauung sehr viel Energie benötigt, kommt einfach kein Hunger auf. Der Körper handelt intuitiv.

Der Appetit ist meist schon deshalb eingeschränkt, weil die Geruchsnerven nicht richtig funktionieren. Wenn die Erkältung abgeklungen ist, dann langt das Kind wieder richtig zu. Oftmals bekommt es dann, weil es krank war, bestimmte Speisen, die es sehr gern mag, serviert. Das tut doppelt gut und kann in diesem Fall zusätzlich Energie und Kraft für die Regenerierung liefern.

Während des Erlernens des intuitiven Essens werden Sie merken, wie Sie auch im erkrankten Zustand einen wesentlich engeren Kontakt mit Ihrem Körper aufbauen können. Das erleichtert oftmals tatsächlich die Schmerzen oder die Schwere von Krankheiten.

Da Sie Ihrem Körper genau das zuführen, was er benötigt und nach was er verlangt, werden Sie gesünder werden. Je mehr Sie auf die körperlichen Belange eingehen, umso kleiner wird die Gefahr, durch die falsche Ernährung krank zu werden.

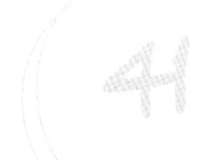

So schaffen Sie das

Vielleicht haben Sie nun schon große Bedenken, ob Sie das alles schaffen können. Ob Sie wieder wie ein kleines Kind intuitiv wissen, welches Essen Ihnen
wirklich guttut und wie viel Sie davon essen können. Sie werden es aber auf jeden Fall schaffen. Es kann sein, dass der Prozess nicht immer gradlinig verläuft,
es kann sein, dass Sie einzelne Schritte wiederholen müssen oder dass der Verlauf manchmal etwas stockt.

Das ist ganz normal, das ist menschlich. Denn immerhin sind Sie ein ganzes
Stück weit vom Weg des intuitiven Essens abgekommen. Das Wissen haben
Sie, aber es ist verschüttet und muss neu entdeckt werden. Der ganze Prozess
ist eingeteilt in verschiedenen Schichten. Je weiter Sie diese Schichten abtragen
und abarbeiten, umso näherkommen Sie der Intuition zum Essen.

Es geht los:
Abtragen der 1. Schicht

Der Gedanke, nie wieder eine Diät halten zu müssen, ist für die meisten Menschen an sich schon sehr angenehm. Doch vielleicht macht Ihnen das auch
Angst. Denn momentan können Sie sich nur vorstellen, dass Sie dann immer
ohne Hemmungen essen und essen und weiter zunehmen. So sollte das intuitive Essen allerdings nicht ablaufen.

Es funktioniert aber, sobald Sie gelernt haben, auf Ihre Körpersignale zu hören
und wieder in sich hineinspüren können. Sie werden entdecken, dass Sie dann
ganz anders essen und dabei keinen Gedanken an Ihre Waage oder an Ihre Figur verschwenden. Nach jedem Essen fühlen Sie sich wohl, weil Sie Ihren Körper annehmen und akzeptieren.

Abtragen der 2. Schicht

Hier geht es um die erweiterte Kontaktaufnahme mit Ihrem Körper. Zum einen lernen Sie zuzuhören, was Ihr Körper gern mag. Zum anderen lernen Sie, dass Sie diese Signale sofort umsetzen und die Wünsche erfüllen.

Dabei werden gerade in der ersten Zeit noch einige Probleme auftreten. Das könnte sein, dass Sie anfangs besonders viel ungesunde Nahrungsmittel essen, weil Sie darauf lange verzichtet haben. Es kann auch sein, dass die Mengen, die Ihr Körper benötigt Ihnen unklar sind.

Gerade am Anfang sind die Mengen oft zu groß. Das liegt auch daran, dass das Signal Sättigung viel schwerer erkannt wird, als das Hungersignal. Mit der Zeit lernen Sie auch, dass Sie aus keinem emotionalen Grund mehr essen müssen.

Da es bisher aber häufig einen emotionalen Essensgrund gab, müssen diese Signale ganz klar von den Hunger-Satt-Signalen getrennt werden. Das benötigt Übung und Vertrauen. Je mehr von dieser zweiten Schicht abgetragen wird, umso mehr können Sie sich auf sich selbst verlassen.

Abtragen der 3. Schicht

Sie spüren jetzt die körperlichen Hunger-Satt-Signale und können diese von den emotionalen Signalen unterscheiden. Sie begeben sich mit dem intuitiven Wissen in Ihre neue Zukunft.

Diese Zukunft bringt Ihnen ein viel größeres Verständnis von sich selbst. Sie werden noch viel mehr Signale Ihres Körpers hören, verstehen und umsetzen.

Sie erkennen Ihr Potenzial und entdecken, was bisher auf der Strecke blieb. Das ist auf jeden Fall der Genuss. Aber der Genuss hört nicht bei der Ernährung auf, sondern kann auf viele andere Bereiche in Ihrem Leben angewandt werden.

Einer davon wird sicherlich die Bewegung oder der Sport sein. Sie werden viel mehr Spaß am Leben haben. Dazu gehören auch Ihre Gesundheit, Ihre Zufriedenheit und Ihre Glücksgefühle.

Wenn alle drei Schichten abgetragen sind, dann ...

werden Sie intuitiv essen und dabei alles genießen können. Dazu ist es erforderlich, dass Sie nun alle acht Punkte, die wichtig sind, um ein intuitiver Esser zu werden, nacheinander abarbeiten. Sinnvoll ist es, wenn Sie zunächst das ganze Buch am Stück durchlesen.

Mit dem zweiten Durchlauf nehmen Sie sich die acht Punkte der Reihe nach einzeln vor. Geben Sie sich für die Bearbeitung der Punkte mindestens zwei Wochen Zeit.

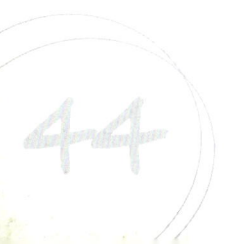

4

Diäten und Essstörungen

4. Diäten und Essstörungen

Diäten können das Leben angenehmer machen. Für viele Menschen ist es der Höhepunkt des Tages, wenn sie morgens auf die Waage steigen und wieder bedeutend weniger wiegen als am Vortag.

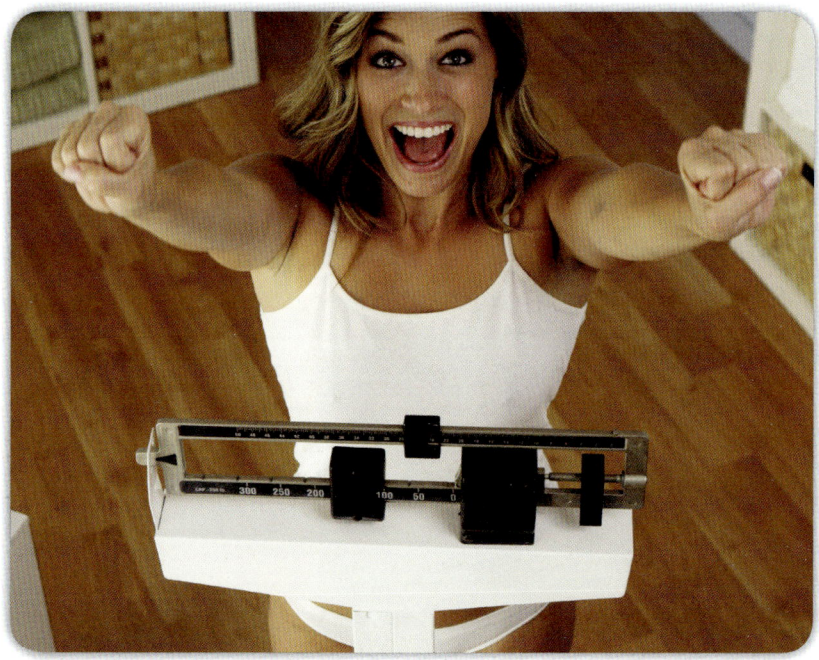

Dann wissen sie wenigstens, für was die ganzen Entbehrungen gut sind. Ein traumhafter Moment. Das Ziel, endlich schlank zu sein, ein anderer Mensch zu werden und damit ein neues Leben zu beginnen, ist bald erreicht. Die Familie und die Freunde machen Komplimente, sie werden ermutigt und gestärkt.

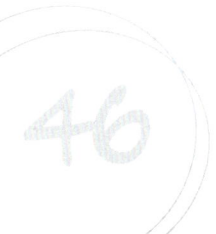

Manche sprühen direkt vor Energie. So eine Diät ist das reinste Motivationsprogramm. Doch die Hoffnungen und Erwartungen an sich selbst sind sehr hoch angesetzt und im Grunde wissen alle Beteiligten, dass die Freude über den Gewichtsverlust wieder nur von vorübergehender Dauer ist.

Bereits schon kurze Zeit nach dem Diätende kommt die Enttäuschung über das eigene Versagen.

Entkommen Sie der Diätfalle

Vielleicht haben Sie jetzt heimlich gedacht, alles schön und gut, aber bevor ich damit anfange, wäre ich doch gern noch etwas leichter. Eine allerletzte Diät oder ein allerletzter Diätversuch. Aber Sie wissen ja bereits, dass keine Diät funktioniert. Also funktioniert selbst die allerletzte Diät nicht. Sie werden nur, wie bisher auch, enttäuscht sein. Geben Sie Ihrem Gehirn keine Chance mehr, zu schimpfen, dass Sie zu schwach sind. Beginnen Sie jetzt mit Ihrem neuen Lebenskonzept, dem intuitiven Essen.

Dazu ist es notwendig, dass Sie Ihre Grundeinstellung zu Diäten und zum Essen ändern. Es beginnt damit, dass Sie nicht nur bei Diäten auf Ihre enthaltsame Ernährung achten, sondern dass Sie im Grunde immer eine Diät halten. Das hängt damit zusammen, dass Sie sich eigentlich nie mehr trauen, einfach nur zu essen.

Die Mechanismen der Diät sind bei vielen Menschen schon so im Alltag eingeplant, dass es schon ganz normal ist, wenn die Gedanken stets mit dem Essen zusammenhängen. Sind es schon fünf Stunden her, dass ich gegessen habe? Das fragen Sie sich instinktiv, wenn Sie zuletzt eine Metabolic-Balance-Stoffwechselkur unternommen haben.

Passen die Kartoffeln zu dem Quark? Diese Frage fällt Ihnen ein, wenn Sie sich mit Trennkost beschäftigen. Auch wenn Sie sagen, Sie machen gerade keine Diät, dann sind es diese Scheindiäten, die Ihnen keine Ruhe lassen und die Sie Ihr Essen andauernd analysieren lassen. Es gibt auch noch weitere Methoden und Möglichkeiten, auf Scheindiäten hereinzufallen. Wenn Sie sich außerhalb einer Diät mit diesen Fragen und Informationen beschäftigen, dann wägen Sie Ihr Essen ab und beschäftigen sich mit Scheindiäten:

Kalorien zählen

Menschen, die bereits viele Diäten mitgemacht haben, kennen von den meisten gängigen Nahrungsmitteln die genaue Kalorienzahl. Sie wissen exakt, wie viel Kalorien Sie täglich zu sich nehmen dürfen, ohne zuzunehmen. Genauso haben Sie die Werte parat, wenn es um Bewegung geht. Die Treppen von drei Stockwerken nach oben zu laufen, bedeutet einen Verbrauch von ungefähr 30 Kalorien.

Wenn Sie nach Rezepten kochen, dann beurteilen Sie diese Speise nur nach der angegebenen Kalorienzahl. Bei jedem verpackten Nahrungsmittel sehen Sie sich die angegebene Kalorienzahl an. Wenn Sie an diesem Tag zu viele Kalorien zu sich genommen haben, dann schränken Sie das Essen für den nächsten Tag ein.

Fett meiden

Fett hat mehr als doppelt so viele Kalorien wie Eiweiß und Kohlenhydrate. Deshalb meiden Sie von Haus aus einfach Öle und Fette. Wenn Sie auswärts essen und unsicher sind, ob und wie viel Fett in der gewählten Speise vorhanden ist, dann gehen Sie auf Nummer sicher. Sie bestellen alles grundsätzlich ohne

Soße. Statt einer gebratenen Speise wählen Sie Gegrilltes. Sie scheuen frittierte Ware und verzichten auf Gratiniertes. Bei Ihren Einkäufen wählen Sie bei Milchprodukten und Käse grundsätzlich die fettarmen Varianten.

Vermeiden von Kohlenhydraten

Kohlenhydrate haben exakt die gleichen Kalorienwerte wie Eiweiß. Doch Kohlenhydrate machen dick. Das ist die momentane Einstellung, an die sich viele Menschen halten. Wenn Sie dazugehören, dann achten Sie auch außerhalb jeder Diät auf die Menge der Kohlenhydrate oder verzichten bereits völlig darauf.

Sie greifen zu, wenn es statt Kartoffelpüree Selleriepüree gibt. Kartoffeln lassen Sie grundsätzlich liegen. Sie verzichten auf Nudeln, selbst in einem italienischen Restaurant ordern Sie statt der hausgemachten Pasta lieber einen Salat. Reis haben Sie völlig aus Ihrem Speiseplan verbannt. Hülsenfrüchte, die auch einen hohen Anteil an Kohlenhydraten besitzen, essen Sie nur in Ausnahmefällen oder als Keimling.

Einhalten der Essenszeiten

Sie haben es sich angewöhnt, nur zu bestimmten Zeiten zu essen und halten diese akribisch ein. Bei Diäten wird oft gefordert, nach 18:00 Uhr nichts mehr zu essen. Diese Zeitvorgaben haben Sie vollkommen in Ihren Alltag übernommen.

Kommen Sie aus bestimmten Gründen nicht dazu, bis um die vorgeschriebene Uhrzeit zu essen, dann verzichten Sie ganz auf diese Mahlzeit. Das Einhalten der Essenszeiten bedeutet aber auch, dass Sie häufig essen, auch wenn Sie gar keinen Hunger haben. Oder Sie essen erst zu der festgelegten Uhrzeit, obwohl Sie schon 30 Minuten vorher Heißhunger verspüren.

Auslassen von Mahlzeiten

Eine beliebte Methode beim Halten des Körpergewichts ist der bewusste Verzicht auf eine Mahlzeit. Gern wird das abends gemacht und heißt „Dinnercanceling". Mit dieser einfachen Maßnahme können eventuelle Ausrutscher während des Tages kompensiert werden. Das Auslassen des Frühstücks wird gern dafür angesetzt, um abendliche Fehltritte sofort auszugleichen.

Den Hunger austricksen

Wenn Sie merken, dass Sie Hunger bekommen und diesen nicht akzeptieren, steigert er sich in einen Heißhunger, der nur schwer kontrolliert werden kann.

Um diese Situation zu umgehen, trinken Sie große Mengen an Wasser, Kaffee oder Tee. Menschen, die schon sehr häufig an diese Grenze gekommen sind, setzen meistens noch andere Produkte ein. Gern werden für diesen Zweck Diätshakes verwendet.

Falsches Essen wird bestraft

Wie schon bei der Analyse von zu vielen Kalorien wird eine Strafe erteilt, wenn Nahrungsmittel gegessen werden, die grundsätzlich nicht oder nur eingeschränkt erlaubt sind. Sind Sie zum Kaffeeklatsch eingeladen und können dort die Sahnetorte nicht ausschlagen, dann bedeutet das Strafe.

Das kann so aussehen, dass Sie auf das Abendessen verzichten müssen oder eine zusätzliche Runde beim Joggen aufgebürdet bekommen. Bei Nahrungsmitteln, die mit Strafe belegt sind, handelt es sich oft um Süßwaren, Schokolade, Eis oder auch Chips und Nüsse.

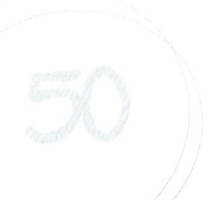

Wenig essen – viel Sport

Sie haben sich zwar keine Diät verordnet, wollen aber trotzdem für das kommende Wochenende schlanker sein, weil Sie sich mit einer Bekannten, die Sie schon lange nicht mehr gesehen haben, treffen. Dazu wollen Sie blendend aussehen.

Das funktioniert auf die Schnelle nur mit einem Minimum an Ernährung und mit einem Maximum an Sport. Je mehr Kalorien verbrannt werden und je weniger Kalorien Sie zu sich nehmen, umso leichter und schneller schaffen Sie es, ein paar Kilo weniger auf die Waage zu bringen.

Allerdings ist gerade in solchen spontanen Einschränkungen die Gefahr der Frustration besonders groß. Denn die schon bekannten Tücken der Heißhungerattacken schlagen zu. Statt weniger kann es durchaus sein, dass die Waage zum besagten Wochenende mehr anzeigt.

Anders essen in Gesellschaft

Tatsächlich ist es normal, dass man in Gesellschaft anders isst. Meistens schmeckt es dann besser und es wird allgemein mehr gegessen. Befinden Sie sich aber in einer Scheindiät, dann ist es für Sie wichtig, dass andere Menschen denken, Sie essen grundsätzlich sehr gesund oder auch sehr wenig. Diese Gesinnung ist für viele Übergewichtige vollkommen normal.

Gehen Sie mit anderen Menschen aus und essen gemeinsam, dann essen Sie wesentlich weniger als normal. Die Essensdauer ist dafür aber meistens viel länger. Ausführliches Kauen und lange Pausen zwischen den Bissen sind oft extrem. Nicht selten lassen Sie auch entgegen Ihrer Gewohnheit einen Rest auf Ihrem Teller zurück. Den Nachtisch versagen Sie sich selbstverständlich.

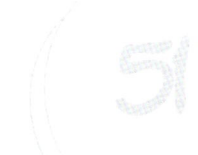

Gerechte Essenszuteilung

Das Essen wird reduziert und eingeschränkt, wenn die Voraussetzungen nicht stimmen. Wenn Sie heute statt mit dem Fahrrad mit dem Bus zur Arbeit gefahren sind, weil es regnet, dann werden die Essensregeln verändert.

In diesem Fall haben Sie weniger Essen verdient, weil Sie zu wenig Bewegung hatten. Deshalb dürfen Sie mittags in der Kantine nur einen Salat essen und müssen auf den Gemüseauflauf verzichten. Das gilt auch, wenn Sie nach dem Salat noch Hunger haben. Andersherum setzen Sie aber vermehrte Bewegung nicht in vermehrtes Essen um. Wenn Sie beispielsweise ausnahmsweise vor dem Frühstück eine halbe Stunde joggen gehen oder auf Ihrem Trampolin springen, dann gönnen Sie sich keine größere Portion.

Vielleicht wundern Sie sich, dass Ihr Frühstück an so einem Tag nicht richtig ausreicht, um Ihren Hunger zu stillen, aber es gibt keine Ausnahme. In vielen Fällen kommt es dann vor dem nächsten Essen zu einer Heißhungerattacke. Wenn Sie dieser nachgehen, dann müssen Sie sich natürlich wieder bestrafen.

Ernährungsumstellung

Gegen sinnvolle Ernährungsumstellungen unter Berücksichtigung des intuitiven Essens ist überhaupt nichts einzuwenden. Verbieten Sie sich aber Nahrungsmittel aus dem Tierbereich und werden deshalb zum Vegetarier oder zum Veganer, dann kann es sich um eine Scheindiät handeln.

Diese wird nur durchgeführt, um weiter abzunehmen. Ähnlich sind auch Umstellungen zu einer glutenfreien Ernährung oder hin zu rohen Lebensmitteln aus diätetischen Gründen zu werten.

Sie sehen es gibt eine große Anzahl von Möglichkeiten Scheindiäten durchzuführen. Selbst wenn Sie sich nicht bei allen Darstellungen wiedererkannt haben, es reicht schon ein vorgestelltes Thema, um zu belegen, dass Sie in Ihren diätfreien Zeiten diese sogenannten Scheindiäten berücksichtigen.

Das wiederum bedeutet, dass Ihre Einstellung zu Diäten und genauso zu den oft nicht wahrgenommenen Scheindiäten vollkommen verändert werden muss. Dafür ist Ihr Gehirn zuständig.

Diäten richten Schäden an

Damit Ihr Gehirn die Einstellung ändert, werden Sie zunächst einige Punkte über Diäten erfahren. Dabei geht es um Schäden an Ihrem Körper und Ihrem Geist, die durch Diäten ausgelöst werden. Wenn Sie eine Diät halten, ignorieren Sie diese Folgeschäden zunächst.

Jetzt geht es aber darum, dass Sie Ihre positiven Einstellungen den Diäten gegenüber so weit verändern, dass Sie tatsächlich die Schäden erkennen, die Sie durch weitere Essenseinschränkungen und Essensverzicht auslösen können. Je sensibler ein Mensch reagiert, desto größer sind die Schäden, die auftreten können. Nicht immer sind nur zarte Personen auch sensibel.

In meine Praxis kam ein Mann, 45 Jahre alt, 1,80 cm groß. Sein Gewicht betrug 150 Kilogramm. Er hatte schon viele verschiedene Diäten versucht, sein Gewicht ist dabei ständig gestiegen.

Als junger Mann wog er 80 Kilogramm und Sport machte ihm unheimlich Spaß. Rad fahren, Fußball spielen, Klettern und Joggen standen täglich auf seinem Programm. Eine Knieverletzung beim Fußballspielen mit Operation und anschließender Sepsis (Blutvergiftung) brachte ihm innerhalb eines Jahres 20 Kilogramm Gewichtszunahme. Nach seiner Genesung wollte er diese wieder abnehmen und startete eine Heilfastenkur. Das war der Anfang vom Ende. Nach der Heilfastenkur nahm er innerhalb kurzer Zeit das gesamte verlorene Gewicht wieder zu.

Fast 20 Jahre kämpfte er seitdem mit seinem Gewicht. Es war ein stetiges Auf und Ab. In dieser Zeit stieg sein Gewicht ständig an. So kam er zu mir in die Praxis.

Er hörte sich das Konzept an und es gefiel ihm sehr gut. Er war überzeugt und begann mit dem Erlernen des Prozesses des intuitiven Essens. Natürlich ging es ihm zunächst nicht schnell genug. Ohne mein Wissen nahm er an einer 21-Tage-Stoffwechsel-Kur in einem Fitnesscenter teil.

Für 1.000 Euro erhielten die Teilnehmer Diätgetränke, Nahrungsergänzungsmittel und einen Personal Trainer. Fünf Tage nach Beginn dieser Kur kreuzte mein Patient wieder in der Praxis auf. Hautblässe, Magenschmerzen, Durchfall, Erbrechen und Schwindel waren seine Symptome.

Er hatte diese synthetischen Produkte nicht vertragen. Mit verschiedenen Therapien und dem intuitiven Essen konnte er innerhalb von etwas mehr als zwei Monaten von seinen Beschwerden geheilt werden. Er versprach mir hoch und heilig, dass er keine Alleingänge in Sachen Ernährung mehr unternehmen würde.

Ein halbes Jahr später hatte er sowohl beruflich wie auch privat viele Probleme. Das intuitive Essen, das gerade jetzt so wichtig gewesen wäre, vergaß er leider während dieser Zeit.

Sein Gewicht stieg. Erneut kam er in meine Praxis. Die akuten Symptome waren starke Magenschmerzen und Übelkeit. Er erzählte mir, dass er gerade eine Ausleitungskur mache. Ein Freund riet ihm dazu. Als robuster Mann könne er diese Kur wunderbar vertragen, meinte dieser Freund. Die Produkte kaufte er im Internet. Dabei handelte es sich um etliche stark wirkende Pflanzenheilmittel.

Diese Mittel nahm er zusätzlich zu seiner gerade begonnenen Saftfastenkur ein. Diese gefährliche Kombination führte dazu, dass sich ein ganzer Bereich im Dünndarm entzündet hatte. Die Ausstülpungen der Schleimhaut im Dünndarm waren betroffen. Er litt an einer akuten Divertikulitis.

Nur mit einer vorgeschriebenen Ernährung konnte die Darmoperation verhindert werden. Seit mehr als zwei Jahren isst mein Patient nun schon intuitiv. Sein Körpergewicht konnte er bereits auf 110 kg reduzieren. Die heftige Körperreaktion ist darauf zurückzuführen, dass er trotz seiner Größe und seines Gewichts ein sehr sensibler Mensch ist. Je sensibler Sie sind, desto größer sind die Schäden, die Diäten mit Ihnen anrichten.

So schaden Diäten Ihrer körperlichen Gesundheit

Die hier aufgezählten körperlichen Schäden sollen Ihnen helfen, künftig auf Diäten zu verzichten. Sicherlich haben Sie bereits einige der aufgezählten Punkte am eigenen Leib erfahren und gespürt. Bestimmt blieben auch die einen oder anderen Schwierigkeiten und Probleme bestehen und Sie leiden immer noch daran. Vielleicht konnten Sie diese Angelegenheiten gar nicht Ihren Diäten zuschreiben.

Aber wenn Sie sich diese Liste der körperlichen Schäden genau ansehen, dann können Sie nun erkennen, woher Ihre unerklärten Gesundheitsrätsel stammen.

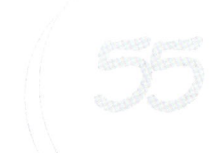

Stoffwechselstörung

Jede Zelle Ihres Körpers muss ausreichend mit Nährstoffen versorgt werden. Jede Körperzelle ist ein Teil des komplexen Systems. Das komplexe System muss funktionieren, damit Sie gesund bleiben. Hormone und Enzyme reagieren als Katalysatoren, die die Stoffwechselprozesse antreiben oder sie beschleunigen können. Gebildet werden diese Katalysatoren aus Vitaminen, Mineralstoffen und Spurenelementen.

Sie sind unersetzlich und die meisten dieser Stoffe kann der Körper nicht selbst herstellen. Bleibt nun eine angemessene Versorgung mit den Nährstoffen aus, wird zunächst die Stoffwechselaktivität verringert. Der Energiebedarf muss also gesenkt werden.

Natürlich arbeiten zu diesem Zeitpunkt noch alle Organe – jedoch mit deutlich geringerer Leistung. Diese Verringerung der Stoffwechselaktivität stellt sich schon ein paar Tage nach Diätbeginn ein. Allerdings kann dieser Zustand auch nach Diätende lange, bis zu einem Jahr, andauern, bis er sich wieder normalisiert.

Das bedeutet, dass mit jeder Diät die Stoffwechselaktivität weiter schwindet. Für jede einzelne Zelle bedeutet es weniger Energie. Aber ohne Energie können die Zellen nicht überleben und sterben durch fortgesetzte Unterversorgung vorzeitig ab.

Muskelabbau und Veränderungen der Figur

Damit bei einer Diät Energie eingespart werden kann, müssen die großen Energiefresser im Körper verkleinert werden. Das sind die Muskeln. Die Muskulatur

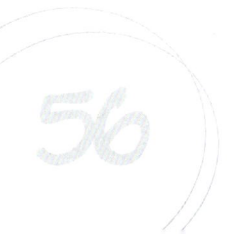

hat keine zusätzliche Vitalfunktion, wie die Atmung, der Herzschlag oder die Entgiftung durch die Nieren. Deshalb werden die Muskeln zuerst abgebaut. Das Fett bleibt zunächst erhalten.

Deshalb haben Menschen, die schon oft eine Diät gemacht haben, meist sehr dünne Arme und Beine. Das Fett im Bauch- und Oberschenkelbereich bleibt hingegen konstant. Ganz im Gegenteil: Nimmt man nach einer Diät wieder zu, dann zuerst genau am Bauch und an den Oberschenkeln. Das bedeutet auch, dass jede Diät Ihre Körperform, also Ihre Figur verändert.

Einlagerung von Giften

Je mehr Fett ein Körper zur Verfügung hat, umso negativer wird die Produktion von Hormonen, Enzymen und Botenstoffen beeinflusst. Je niedriger dieser Status liegt, umso mehr Platz ist für zusätzliche neue Fettpolster vorhanden. Fette bedeuten einen guten und geschützten Lagerplatz für alle Gifte.

Darunter fallen Schwermetalle, Pestizide, Zusatzstoffe, Kontaktgifte oder auch Reste von Arzneimitteln. Je nach Fettlöslichkeit reichern sich diese Gifte in der Leber, den Nieren, den Knochen oder in anderen Organen an. Werden Gifte eingeatmet gelangen die Substanzen unverändert in das Stammhirn, in die basalen Gehirnbereiche und in die Kieferknochen und lagern sich dort ab.

Vergiftungserscheinungen

Durch eine Diät werden die eingelagerten Gifte mobilisiert. Speicherplätze werden aufgelöst und die Gifte gelangen direkt in den Kreislauf. Werden sie nicht aufgehalten, können sie auf diesem Weg Ihre Ausscheidungsorgane wie die Leber oder die Nieren stark schädigen. Die Symptome einer Vergiftung können sein:

- ▸ Müdigkeit
- ▸ Abgeschlagenheit
- ▸ Kopfschmerzen oder Migräne
- ▸ Zahnschmerzen
- ▸ Bauchschmerzen
- ▸ Übelkeit
- ▸ Erbrechen

- ▸ Durchfall
- ▸ Schwindelanfälle
- ▸ Atemnot
- ▸ Hautausschläge
- ▸ Ohnmacht
- ▸ Schock bis hin zu
- ▸ Herz-Kreislauf-Stillstand

Risiko für chronische Erkrankungen

Die Gefahr früher als üblich an chronischen Erkrankungen zu leiden, liegt nicht nur an den eingelagerten und mobilisierten Giftstoffen. Studien, wie die Harvard Alumi Health Study (1962), die Women's-Health-Studie (1993) oder die MONICA-Studie (1983) bestätigen eine Zunahme von Herz-Kreislauf-Erkrankungen, auch mit vorzeitiger Todesfolge durch eine wiederkehrende Gewichtszu- und -abnahme.

Dabei ist das Risiko an einer Herzerkrankung zu sterben, doppelt so hoch, wie bei der Vergleichsgruppe, die nahezu immer das gleiche Gewicht beibehalten hatte. Das Risiko insgesamt früher zu sterben, ist ebenfalls erhöht. Der Schaden, den Diäten verursachen können, liegt genauso hoch, als würde man sein Leben lang an Übergewicht und Adipositas leiden.

Langsamer Stoffwechsel

Aufgrund der oben beschriebenen Verringerung der Stoffwechselaktivität verlangsamt sich der Stoffwechsel mit jeder Diät weiter. Das bedeutet, dass Sie mit jeder Diät langsamer abnehmen. Nach jeder Diät kann die zugeführte Energie in Form von Kalorien nicht mehr wirkungsvoll eingesetzt werden. Somit ist die

Gefahr, dass Sie nach einer Diät zu viele Nährstoffe einsetzen, die der Körper nicht verwerten kann sehr groß. Kalorien, die nicht gebraucht werden, werden als Fettdepots gelagert.

Erzeugung von zusätzlichen Essattacken

Diäten hängen immer mit Einschränkungen, Verboten und Geboten zusammen. Je öfters diese Dogmen befolgt wurden, umso stärker fühlen Sie sich dem Essen zugewandt. Es entsteht ein direkter Reiz nach Essen. Das kann in Form von vergrößerten Mengen oder von regelrechten Essattacken und Heißhungerangriffen passieren. Bevorzugt werden dann besonders fetthaltige und süße Produkte.

Die psychischen Schäden von Diäten

Wären die bekannten körperlichen Schäden nicht schon Grund genug, Diäten in den Wind zu schreiben, so erfahren Sie jetzt noch, welche psychischen Leiden ausgelöst werden können.

Essstörungen

Das Risiko an einer Essstörung zu erkranken wird mit jeder Diät, die Sie durchführen, höher. Das ergab eine britische Studie, die 2011 von bacp (British Association for Counselling & Psychotherapy) vorgestellt wurde. In der Studie wurde bestätigt, dass ein übertriebenes und ständiges Diäthalten zu einem erhöhten Risiko für die Entwicklung von Essstörungen wie Magersucht oder Bulimie führt.

Diäten sind zwar nicht allein an Essstörungen schuld, aber sie können die Essstörungen fördern. Das gilt auch für die Essstörung Binge Eating.

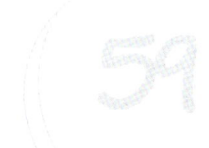

Wenn sehr strikte und radikale Diäten durchgeführt werden, ist die Abbruchrate extrem hoch. Das Gefühl hier wieder einmal versagt zu haben, kann die Gier nach dem bisher Verbotenen vergrößern. Ein häufiges Diäthalten und vorzeitiges Abbrechen fördern eine Binge-Eating-Störung.

Panikattacken und Schlafstörungen

Stress ist in unserer heutigen Zeit für sich allein schon eine Ursache für viele Krankheiten. Wobei es egal ist, ob es sich um negativen oder positiven Stress handelt. Aus dem Diätstress können sich Panikattacken entwickeln. Das hängt zum einen damit zusammen, dass der Misserfolg bei den Diäten Reaktionen hervorruft, die Sie nachts aufwachen lassen. Symptome sind starkes Herzklopfen und Angstzustände. Zum anderen hängt es damit zusammen, dass Sie während einer Diät auf viele Nahrungsmittel verzichten, an die Sie sich gewöhnt haben oder die eine Sucht auslösen können.

Das sind beispielsweise Kaffee, Tee, Zucker, Kohlenhydrate und auch Alkohol. Dann können diese Panikattacken auch auf Entzugserscheinungen zurückzuführen sein. Egal, um welche Ursache es sich handelt, wenn man einmal eine nächtliche Panikattacke aushalten musste, dann steigt die Angst, dass dies wieder passiert. Das allein steigert den Stressfaktor und dieser wiederum kann die Panikattacken auslösen oder auch Schlafstörungen verursachen.

Mangelndes Selbstbewusstsein

Der immerwährende Misserfolg der Diäten knabbert ganz stark das Selbstbewusstsein an. Denn wenn Sie immer wieder von vorn anfangen müssen, dann zweifeln Sie schnell an sich. Wie wir schon festgestellt haben, geben sich die meisten Abnehmwilligen, die gescheitert sind selbst die Schuld. Das Vertrauen

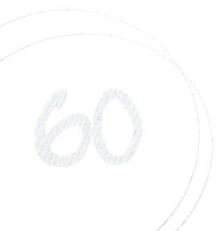

in die eigene Person wird gebremst und man empfindet sich als unzulänglich. Nicht selten nimmt man die eigene Person als charakterschwach wahr.

Ausgestattet mit einer Charakterschwäche leidet man auch in allen anderen Situationen an dem mangelnden Selbstbewusstsein. Somit greifen die Diäten und die Misserfolge der Diäten direkt in den Alltag ein. Folge können Probleme in der Partnerschaft, in der Familie, im Freundeskreis und am Arbeitsplatz sein.

Allein das Wissen um die körperlichen und psychischen Schäden, die Diäten auslösen können, reicht in vielen Fällen aber nicht aus, um künftig völlig diätfrei zu leben. Aber das Wissen darum ist die Grundlage, die Ihr Gehirn benötigt, um aktiv bei der Umsetzung der neuen Lebensqualität mitzuwirken.

Die Grundlage wird nun zusammen mit anderen Hilfsmitteln eingesetzt, damit Sie wirklich in Zukunft ohne Diäten auskommen können.

1. Anti-Diät-Hilfsmittel: Weg mit Waagen und Co.

Eine Diät hat immer mit Regeln zu tun, die Sie beachten müssen. Sie halten sich an Vorschriften, was und wie viel Sie wann und wie essen dürfen. Sie beachten Ihre Ernährungsvorschriften, Ihre Rezeptvorschläge und Ihre Essenszeiten. Das passiert alles außerhalb Ihrer Intuition. Das Regelwerk ist mental zwar immer dabei, hat aber nur mit Ihrem Gehirn zu tun.

Wenn Sie nun alle Regeln beachten, sich an alle Vorschriften halten, dann zeigt die Waage normalerweise täglich oder fast täglich weniger Gewicht an. Wobei es auch viele Faktoren gibt, warum sie das ab und an nicht tut. Dann stagniert das Gewicht oder schraubt sich sogar etwas nach oben. Das sind dann sehr demotivierende Momente einer Diät. Ein Grund für eine Gewichtszunahme ist das

eingelagerte Wasser. Je nachdem was Sie gegessen haben, verbleibt mehr oder weniger Wasser im Körper. Haben Sie einen gestrichenen Teelöffel Salz, also insgesamt 5 Gramm in Form von magerem Käse, Kräutersalz im Quark oder im Salat zu sich genommen, wird im Körper ein halber Liter Wasser gespeichert.

Dieser wiegt 500 Gramm. Das gespeicherte Wasser kann den Körper nur verlassen, wenn Sie noch mehr trinken. Mit mehr Wasser wird diese 1-prozentige-Salzlösung verdünnt und das überschüssige Wasser wird ausgeschieden. Erst dann werden Sie wieder 500 Gramm weniger auf die Waage bringen.

Sie sehen schon: Durch solche Kleinigkeiten und Missverständnisse verändert sich Ihr Körpergewicht und kann Sie verunsichern. Beim intuitiven Essen verzichten Sie auf alle Hilfsmittel, die Sie äußerlich beeinflussen.

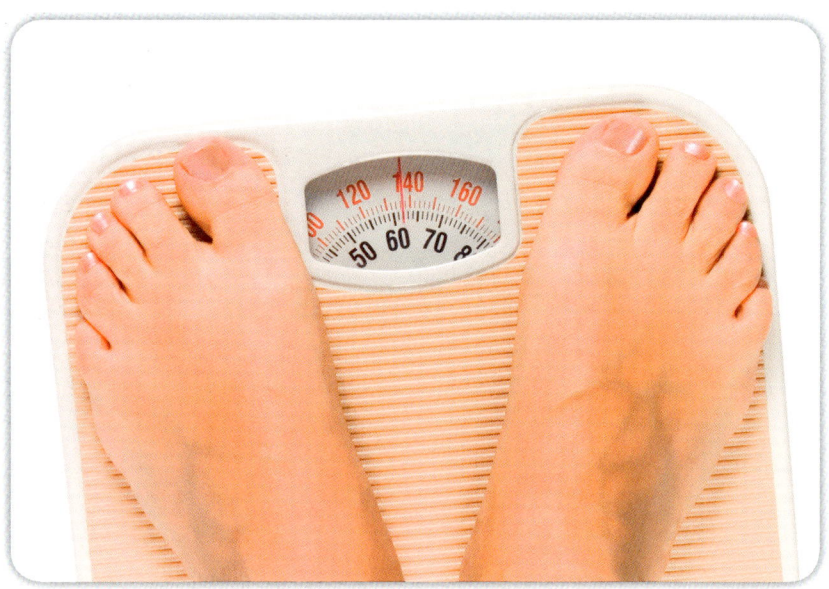

Verabschieden Sie sich von Ihrer Badezimmerwaage, Ihrem Zentimetermaß, von Ihren Ernährungsplänen und Kalorientabellen. Ihre Küchenwaage dürfen Sie für Backzwecke behalten. Aber künftig werden Sie keine Scheibe Brot oder Käse und keine Speisen mehr darauf abwiegen.

Wenn Sie unsicher sind, ob Sie das durchstehen, dann entfernen Sie auch Ihre Küchenwaage. Nur wenn keine Hilfsmittel mehr vorhanden sind, mit denen Sie sich um Ihr Gewicht kümmern können, können Sie den Prozess zum intuitiven Essen starten.

2. Anti-Diät-Hilfsmittel: Wachsen Sie an sich selbst

Bisher gab es nach jeder Diät einen Misserfolg, den Sie sich selbst in die Schuhe geschoben haben. Vielleicht haben Sie sich nicht an alle Einzelheiten Ihres Diätplanes gehalten, dann haben Sie hinterher umso mehr Möglichkeiten auf sich wütend zu sein. Sie sind selbst schuld, dass es wieder nicht geklappt hat.

Wenn Sie den Prozess des intuitiven Essens starten und Sie nur auf sich hören, dann werden Sie schnell merken, dass es keinen Grund mehr gibt, dass Sie auf sich böse sind. Denn hier gibt es keinen Misserfolg und keinen Verlauf, gegen den Sie sich empören können. Sie machen alles richtig, wenn Sie auf sich selbst hören. Niemand macht Ihnen Vorschriften und keine Waage zeigt Ihnen, dass Sie etwas falsch gemacht haben. Sie können nur an sich selbst wachsen. Je feiner Ihre Sinne und Ihr „Sechster Sinn" reagieren, umso besser geht es Ihnen.

3. Anti-Diät-Hilfsmittel: Nehmen Sie sich an Ihre Hand

Sie brauchen nun keinen Führer mehr, der Ihnen sagt, was Sie dürfen und was Sie lassen sollen. Sie wissen viel besser, was gut für Sie ist. Eigentlich wissen nur

Sie, was Ihnen guttut. Beglückwünschen Sie sich zunächst, dass Sie nun endlich mit einer Lebensqualität starten, die Ihre Stärken stärkt und nicht Ihre Schwächen zur Schau stellt.

Vielleicht sind Sie noch etwas unsicher und meinen, alles gut und schön, aber einen allerletzten Diätversuch könnte ich ja noch starten. Seien Sie nicht gleich böse mit sich. Denken Sie daran, dass Ihr Gehirn immer die erste Geige gespielt hat und vorausgeeilt ist.

Das würde es auch jetzt noch gern tun. Lächeln Sie und seien Sie umsichtig mit sich selbst, so wie Sie es auch mit einem kleinen Kind wären. Nehmen Sie sich selbst an die Hand und gehen Sie vorsichtig die ersten Schritte.

Wenn Ihr Intellekt noch etwas beleidigt danebensteht, dann haben Sie Geduld. Manchmal dauert es etwas länger, bis alle eingesehen haben, dass Diäten überflüssig sind.

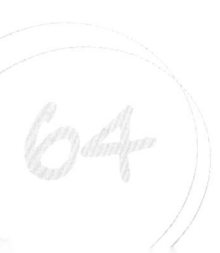

5
Hunger und Esslust

5. Hunger und Esslust

Hunger und Durst gehören zu den Urinstinkten der Menschheit. Beides sind lebenswichtige Signale Ihres Körpers. Oftmals sind die Hungersignale Ihres Körpers durch Essensverzicht nicht mehr spürbar. Denn dort wird versucht, diese Signale zu unterdrücken. So als wäre es schlimm, Hunger zu spüren.

Dabei ist Hunger ein ganz natürliches Gefühl. Beim intuitiven Essen muss er sogar gefördert werden. Denn Hunger gehört zu den Grundbausteinen, ohne die das intuitive Essen nicht funktioniert. Hunger ist ein Bestandteil, der für ein verbessertes Verhältnis zu Ihrem Körper unerlässlich ist.

Was ist Hunger?

Hunger ist ein Reiz, der durch bestimmte Steuerungen im Körper ausgelöst wird. Das ist ein sehr komplexer Vorgang. Zunächst erfassen Sinneszellen im Magen, im Darm und in der Leber gewisse Werte und leiten diese an den Hypothalamus im Zwischenhirn weiter. Der Hypothalamus reguliert alle vegetativen und hormonellen Vorgänge im Körper. Das sind beispielsweise die Atmung, der Blutkreislauf, die Körpertemperatur und das Sexualverhalten.

In diesem Gehirnbereich befinden sich auch das Hungerzentrum und das Sättigungszentrum. Eine wichtige Rolle beim Hunger spielen die drei Hormone Insulin, Leptin und Ghrelin. Insulin reguliert den Blutzuckerspiegel. Das Hormon Leptin wird je nach Fettanteil des Körpers gebildet.

Je höher der Fettanteil, desto höher ist die Konzentration von Leptin. Es sorgt auch dafür, dass Sie nachts keinen Hunger bekommen. Das funktioniert

allerdings nur, wenn Sie schlafen. Denn nur im Schlaf wird das Hormon Ghrelin nicht produziert. Ghrelin ist der Gegenspieler des Hormons Leptin. Sind Sie wach, wird wieder Ghrelin ausgeschüttet und Sie bekommen Hunger.

Hunger bedeutet, dass Ihr Körper nach einem Nachschub an Nährstoffen verlangt, damit Ihre körpereigenen Funktionen weiter störungsfrei ablaufen. Das hörbare Hungersignal Magenknurren entsteht tatsächlich dann, wenn der Magen leer ist. Das Magenknurren ist das einzige Körpergeräusch, das Sie nicht bewusst unterdrücken können. Doch muss Ihr Magen nicht leer sein, um das Körpersignal Hunger zu erhalten.

Diäten, Fasten und Einschränkungen von Essen arbeiten gegen diese biochemisch verursachten Hungersignale. Das Ergebnis wirkt sich allerdings kontraproduktiv auf die Signale aus.

Denn durch diesen Essensverzicht wird das komplexe System nicht ausgetrickst und arbeitet vermindert, sondern es wird verstärkt in Gang gesetzt. Das ist der Grund, warum sich bei den meisten Diäthaltenden die Gedanken ständig um das Essen drehen. Mit dem Hunger entstehen durch die Teilnahme der beschriebenen Hormone auch noch andere Gemütszustände. Diese können positiv oder auch negativ sein.

Je nach Typ und Veranlagung können u. a. diese Gemütszustände auftreten:
- ▸ Vorfreude auf das Essen
- ▸ Missmut
- ▸ Kraftlosigkeit

Achten Sie deshalb jetzt einmal ganz bewusst darauf, welche Hungersignale Ihr Körper aussendet.

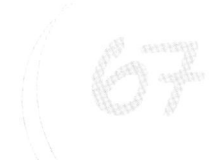

Es kann natürlich auch möglich sein, dass Sie zunächst überhaupt nichts spüren – gerade wenn Sie jahrelang Ihre Hungersignale verleugnet haben.

Auffallend viele Menschen spüren ihre Hungersignale nicht mehr, wenn sie
- viele Diäten gemacht haben,
- grundsätzlich weniger als drei Mahlzeiten täglich zu sich nehmen, also bewusst auf mindestens eine Hauptmahlzeit verzichten,
- jedes Mal vor dem Essen viel trinken und dadurch jedes Hungergefühl vermindert ankommt,
- gar keine Hungergefühle aufkommen lassen, weil sie immer mit anderen großen Problemen beschäftigt sind.

So wie Carola, eine junge erfolgreiche Unternehmerin, die in meine Praxis kam und sich über die richtige Ernährung beraten lassen wollte. Durch ihre viele Arbeit hatte sie keine Zeit mehr Sport zu treiben. Sie meinte, das sei der alleinige Grund, warum sie übergewichtig geworden ist. Sie aß ihrer Meinung nach sehr wenig und müsste deshalb eigentlich gertenschlank sein. So kann nur der fehlende Sport die Ursache sein. Carola verzichtet jeden Tag auf ihr Frühstück. Sie eilte morgens in die Firma und bekam dort von ihrer Sekretärin einen Cappuccino serviert. Mittags aß sie am Schreibtisch sitzend und weiterarbeitend ein mit Käse belegtes Brötchen. Manchmal aß sie aber auch gar nichts. Abends ging Carola meistens in ein italienisches Lokal und bestellte dort Fisch mit Gemüse.

Danach saß sie noch bis nach Mitternacht an ihrem Computer und arbeitete. In dieser nächtlichen Zeit aß sie wahllos alles, was die Küche und der Kühlschrank hergaben: Erdnüsse, Chips, Schokopudding, Sahnejoghurt, Schokolade, Gummibären. Die Menge kam Carola nicht groß vor. Sie hatte schließlich den ganzen Tag kaum etwas gegessen. Carola ist ein sehr ehrgeiziger Mensch. Sie hat viele Ideen und muss sich als Unternehmerin mit den unterschiedlichsten

Problemen auseinandersetzen. Dabei hatte sie die Signale ihres Hungers den ganzen Tag über zunächst völlig vernachlässigt. Irgendwann spürte sie keinen Hunger mehr und aß deshalb tagsüber fast nichts. Das Essen im Restaurant war ihre einzige Freizeit.

Diese Zeit genoss sie sehr. Das fett- und kohlenhydratarme Abendessen hatte sie einfach so übernommen. Schließlich sprachen alle von einer Low-Carb-Diät. In ihrem Stammlokal wurde Carola gar keine Speisekarte mehr vorgelegt. Sie bekam einfach immer den frischesten Fisch und das Gemüse vom Markt. Angewöhnt hatte sie sich die nächtliche Schleckerei, um ihre „Gelüste zu befriedigen", wie sie es nannte. Carola aß nicht aus Hunger – weder mittags noch abends und auch nicht nachts. Hungersignale spürte sie einfach nicht mehr. Wir mussten bei Carola alle Schichten abdecken, damit sie diese Signale wiedererkennen konnte.

Das ist gelungen. Es hat aber viele Monate gedauert. Heute, zwei Jahre später, ist Carola mit ihrem Gewicht sehr zufrieden. Sie ist nicht mehr übergewichtig. Ihre Hungergefühle erkennt sie und gibt ihnen nach. Sie arbeitet immer noch sehr viel, hat aber eingesehen, dass Bewegung für sie sehr wichtig ist. Nur so kann Carola ihren Kopf freibekommen. Sie ist seitdem noch kreativer geworden.

Die Hungersignale Ihres Körpers müssen nicht immer und täglich identisch sein. Deshalb ist es am Anfang des intuitiven Essens auch etwas schwierig, sie rechtzeitig zu erkennen. Je nach Ihrer emotionalen Verfassung können das Hungersignale Ihres Körpers sein:

- ► Konzentrationsschwierigkeiten
- ► Leichter Schwindel
- ► Flaues Gefühl um die Magengegend
- ► Kopfschmerzen
- ► Gereizte Stimmung
- ► Bauchschmerzen
- ► Schwäche

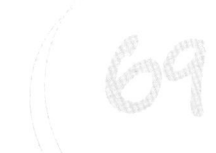

Denken Sie auch an die zusätzlichen Gemütszustände, wie oben beschrieben, die bei Hunger auftreten können. Es kann sein, dass Sie anfangs nur diese spüren.

Erst wenn Sie sich eine Zeit lang mit den Signalen beschäftigt haben und den Hunger wieder spüren, nehmen Sie die nächste Hürde in Angriff. Dabei geht es darum, dass Sie nun versuchen zu spüren, wie viel Hunger Sie haben. Man kann es als eine Art Feineinstellung der Hungersignale sehen. Warum brauchen Sie diese Feineinstellung Ihrer Hungergefühle überhaupt?

Wenn Sie genau wissen, wie viel Hunger Sie haben, können Sie exakter diesen Hunger stillen, ohne sich dabei zu überessen. Stellen Sie sich vor, Sie haben nur einen kleinen Hunger, merken das aber nicht. Sie kochen sich einen Teller voll Nudeln und sind eigentlich schon nach drei Gabeln satt.

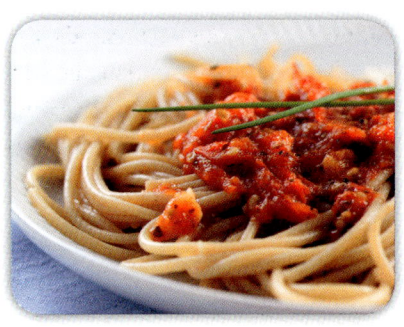

Die Gefahr, dass Sie Ihre Nudeln trotzdem einfach alle aufessen, ist groß. Am Anfang ist das nicht so schlimm, da müssen Sie das intuitive Essen ja noch lernen.

Doch auf Dauer macht Sie dieses Überessen eher unglücklich. Für das Erlernen diese Feineinstellung Ihrer körperlichen Hungersignale müssen Sie einfach öfters in sich hineinspüren. Nicht nur mit dem Beginn Ihrer Körpersignale, sondern auch während Sie essen.

Das bedeutet, Sie halten während des Essens inne und nehmen ganz aktiv Kontakt mit Ihrem Körper auf. Wie groß ist der Hunger noch? Ist es überhaupt noch Hunger? Oder fehlt noch ein bisschen, dann wäre der Hunger weg.

Als intuitiver Esser werden Sie intuitiv spüren, wie viel Hunger Sie haben und wie Sie diesem Hunger am besten begegnen können. Manchmal ist es hilfreich, wenn Sie Ihre gefühlten Signale aufschreiben und in einer Tabelle hinterlegen. Sie können die Tabellen auf Seite 168 dafür verwenden.

Aber geben Sie sich für das Kennenlernen Ihres Hungers Zeit. Ein paar Monate darf die Lernzeit schon in Anspruch nehmen. Es beansprucht mindestens sechs Monate Zeit, wenn Sie zu den Menschen gehören, die überhaupt kein Hungersignal mehr spüren. Freuen Sie sich, wenn Sie dann das erste Hungersignal spüren, und genießen Sie es, wenn Sie Ihren Hunger dann angenehm stillen dürfen.

Essensgelüste – Appetit auf Essen

Essensgelüste haben nichts mit Hunger zu tun. Doch häufig täuschen die Essensgelüste vor, dass es sich um Hunger handelt. Gerade Menschen, die sich stark nach außen orientieren und keinen inneren Zugang mehr zu ihrer Intuition haben, verwechseln Hunger und Essensgelüste regelmäßig. Essensgelüste sind der Appetit auf etwas.

Dafür brauchen Sie keinen Hunger. Sie essen genau dann das Nahrungsmittel, auf das Sie Appetit haben. Appetit stellt sich meist dann ein, wenn Ihre Sinne gereizt worden sind. Deshalb sollten Sie bei den ausgesendeten Hungersignalen auch gerade am Anfang ganz genau in sich hineinspüren und auf Äußerlichkeiten achten.

Liegt ein Duft oder ein Geruch in der Luft, der Ihnen bekannt vorkommt oder Ihnen besonders angenehm ist? Haben Sie gerade ein Nahrungsmittel oder eine Speise gesehen, die Sie auffallend gern mögen?

Diese Sinnesreize müssen gar nicht bewusst ablaufen. Gerüche, die die Nase aufnimmt, werden mittels des Nervus olfactorius, dem ersten Hirnnerv, über das Riechsystem in das limbische System geleitet. Das limbische System ist im Gehirn für die Gefühle zuständig. Riechen Sie nun bewusst oder unbewusst einen Essensgeruch, der Ihnen vertraut erscheint oder schöne Erinnerungen weckt, dann kommt Ihr Appetit ins Spiel. Gerade am Anfang des intuitiven Essens, meinen Sie durch den Appetit Hungersignale zu spüren.

Aber Sie werden betrogen. Es handelt sich um Erinnerungen oder Wohlgerüche. Ebenso können Ihr Hungergefühl und die Signale dazu von visuellen Erscheinungen verwirrt und getäuscht werden. In der Fernseh- und Internetwerbung wird mit Bildern, die nur das Unterbewusstsein wahrnimmt, gearbeitet. Während eines spannenden Films wird dabei beispielsweise das Foto eines Eisbechers eingeblendet.

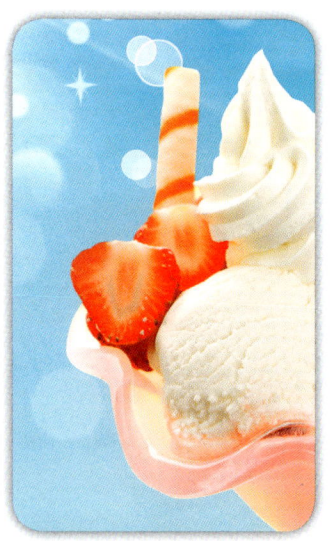

Aber nur für einen Sekundenbruchteil. Ihre Augen können dieses Bild gar nicht wahrnehmen geschweige denn erkennen. Aber Ihr Unterbewusstsein hat das Bild Eisbecher registriert. Ihre Sinne wurden gereizt und dadurch wurde Ihr Appetit angeregt. Wenn Sie nun gern Eis essen, dann werden Sie fast automatisch aufstehen, das Eis aus Ihrem Gefrierfach nehmen und essen. Im Glauben die Hungersignale gespürt zu haben, spielt Ihnen die Werbung einen Appetitstreich.

Nun brauchen Sie keine Angst zu haben, dass Sie als intuitiver Esser bei Appetit nichts

mehr essen dürfen. Ganz so ist es nicht. Aber es geht eindeutig darum, dass Sie echten Hunger und Appetit auseinanderhalten können. Das ist gerade in der Lernphase wichtig.

Heißhungerattacken – so packen Sie es an

Sie sind schon mehrmals ein Opfer von Heißhungerattacken geworden? Das bedeutet, Sie haben Ihren Hunger erst gespürt, als es schon viel zu spät war und Ihr Körper zu seiner letzten Maßnahme gegriffen hat. Natürlich mussten Sie dieser Maßnahme antworten, mit viel zu reichlichem Essen und einem anschließenden Gefühl von Abscheu oder sogar Ekel.

Würden Sie der Aufforderung Ihres Körpers nach Heißhunger nicht nachkommen, können ernsthafte Schäden auftreten. Bei der Tour de France 1998 nahm einer der Topfavoriten Jan Ullrich sein erstes Hungersignal nicht ernst genug. Die Energie, die bei so einer Veranstaltung verbraucht wird, ist enorm. In diesem Fall wurde sie sogar von Jan Ullrich unterschätzt. Seine Heißhungerattacke, die er aufgrund von fehlenden Nahrungsmitteln nicht sofort begegnen konnte, folgte ein sogenannter Hungerast. Dieser endete damit, das Jan Ullrich heulend unter einem Baum saß.

Es dauerte 20 Minuten, bis die hochkalorischen und kohlenhydratreichen Energienahrungsmittel anschlugen und er weiterfahren konnte. Eine Heißhungerattacke kann also zu einem körperlichen und seelischen Zusammenbruch führen. Damals kostete das Nichtbeachten des ersten Hungersignals Jan Ullrich den Gesamtsieg der Tour de France.

Eine Heißhungerattacke kann überhaupt nicht auftreten, wenn Sie Ihre ersten Hungersignale befolgen. Denken Sie nicht, dass es eigentlich kein Hunger sein kann den Sie spüren, weil sie erst vor zwei Stunden etwas gegessen haben. Vielleicht waren es die falschen Nahrungsmittel, vielleicht haben Sie vorher Ihre Sättigung nicht beachtet oder Sie haben zwischenzeitlich viel Leistung erbringen müssen. Leistung verbraucht Energie.

Dabei geht es nicht nur um körperliche Leistung. Auch geistige Leistung, wie lernen oder das Erstellen eines Konzeptes, verbraucht Energie in Form von Nährstoffen und Mikronährstoffen, die aufgefüllt werden müssen. Selbst wenn Sie sich ärgern oder sich ganz besonders freuen, also negativer und positiver Stress, verbrauchen Sie körperliche Power. Je früher diese fehlenden Nährstoffe in ausreichender Form wieder ergänzt werden, umso besser geht es Ihnen.

Deshalb ist es so wichtig, dass Sie Ihre ersten Hungergefühle ernst nehmen. Begegnen Sie diesen Signalen und beantworten Sie sie in Form von Essen – sofort. Auch wenn das anfangs öfters vorkommt und Sie denken, dass das nicht sein kann. Belohnen Sie Ihre Hungersignale immer sofort, dann können Sie Ihre Heißhungerattacken vergessen.

Mein Tipp: Schreiben Sie sich beim Erlernen des intuitiven Essens Ihre Heißhungerattacken genau auf. Das ist eine zusätzliche Motivationshilfe, um Ihre Hungersignale ernst zu nehmen und sie sofort zu erwidern.

Lernen Sie Ihre Sättigungsgefühle kennen

„Entweder haben wir Hunger oder uns ist schlecht. Satt kennen wir nicht." Dieser Satz eines unbekannten Berliners zeigt, wie schwierig es ist, das Gefühl einer angenehmen Sättigung richtig zu erkennen. Obwohl sich die Sättigungsgefühle im gleichen Gehirnbereich wie die Hungergefühle befinden, gehören Sie grundsätzlich nicht zusammen. Das Gefühl von einer angenehmen Sättigung

haben Sie vielleicht schon im Kindesalter verloren, weil von Ihnen verlangt wurde, dass Sie Ihren Teller aufessen. Bei verschiedenen Diäten bekommen Sie exakte Vorgaben, wie viel Sie essen dürfen. Das essen Sie dann natürlich auch auf. Egal wie gesättigt Sie bereits sind.

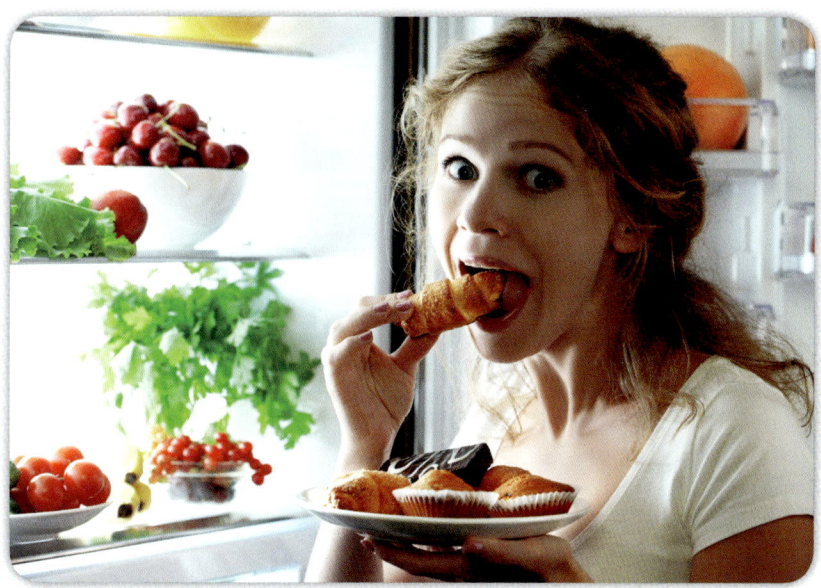

Wenn Sie jetzt also dieses Gefühl überhaupt nicht mehr kennen, dann können Sie auf die Sättigungssignale auch nicht reagieren. Wenn Sie nicht wissen, wie sich das anfühlt, dann werden Sie das angenehme Sättigungsgefühl einfach verpassen.

Der Grund für das Verpassen des optimalen Sättigungsgefühls ist auch die Selbstverständlichkeit, mit der eine Mahlzeit abläuft. Gehen wir davon aus, dass Sie bereits Ihre Hungersignale wahrgenommen und sofort reagiert haben. Sie bereiten sich eine Ihrer Lieblingsspeisen zu und beginnen jetzt mit dem Essen. Der erste Bissen ist definitiv der Beste. Da kann schon mal ein „Hmm, lecker" über die Lippen kommen. Den zweiten und den dritten Bissen genießen Sie auch noch mit geschlossenen Augen, weil Sie dann besser schmecken können.

Ab dem vierten Bissen schmeckt es zwar immer noch sehr gut, aber das kennen Sie ja jetzt schon. Ab dann läuft das Essen automatisch ab. Nun können Sie auch die anderen Sinne wieder einsetzen. Vielleicht reden Sie, vielleicht lesen Sie oder Sie sind in Gedanken. Jetzt besteht die Gefahr, dass Sie einfach Ihren Teller unbewusst leer essen. Ganz egal, wie groß die Portion war.

Damit sind wir schon bei der ersten wichtigen Botschaft des intuitiven Essens: Essen Sie bewusst vom Anfang bis zum Ende Ihrer Mahlzeit. Das bedeutet auch, so wie beim Erlernen der Hungersignale, immer mal wieder innezuhalten. Sie dürfen während der Mahlzeit ruhig mal Ihr Besteck aus der Hand legen und intensiv Kontakt mit Ihrem Körper aufnehmen.

Spüren Sie schon eine Sättigung? Wie viel Nahrung fehlt noch, bis Sie satt sind? 50 Prozent oder mehr? Oder sind Sie eigentlich schon satt, aber Ihr Teller ist noch halb voll? Auf Seite 166 finden Sie auch dazu Tabellen, die Sie bei der Suche nach Ihrer individuellen, perfekten und angenehmen Sättigung unterstützen können. Bitte prüfen Sie auch noch nachdem Sie mit dem Essen aufgehört haben Ihren Sättigungsstatus. Sie dürfen ganz ehrlich sein. Haben Sie zu viel gegessen? Ist Ihnen eher übel, sind Sie übersatt?

Versuchen Sie abzuschätzen, wie viel Sie zu viel gegessen haben. Das wird Ihnen anfangs große Schwierigkeiten machen. Aber das ist natürlich, denn mit der optimalen Sättigung haben Sie sich nie richtig auseinandersetzen müssen. Das haben meistens andere erledigt. Früher als Kind mussten Sie die vorgesetzte

Speisemenge essen, später während der Diäten waren es Kalorien- oder exakte Gewichtsangaben.

Zu der vorgegebenen üblichen Verzehrmenge gehört auch die Angabe der Portionsanzahl für die beschriebenen Gerichte in Kochbüchern. Nehmen Sie diese Zahlen künftig nicht mehr so genau. Es handelt sich nur um statische Werte, die Sie überhaupt nicht betreffen müssen. Vielleicht sagt Ihnen Ihr Gefühl nach dem Essen auch, dass Sie nun optimal und angenehm satt sind.

Das könnte sich in folgenden Zustandsangaben bemerkbar machen:

- Zufrieden sein
- Leicht sein
- Angenehme Magenfülle ist erreicht
- Gestärkt sein
- Energie für Aufgaben ist vorhanden
- Glücklich sein
- Ein inneres Lächeln

Sättigungsgefühle anzunehmen und sich danach zu richten müssen gelernt werden. Denn wenn Ihnen heute ein halber Teller Suppe gereicht hat, dann kann das morgen ganz anders sein. Leider sind weder die Hunger- noch die Sättigungsgefühle immer gleich. Ganz im Gegenteil. Viele verschiedene Faktoren spielen dabei mit.

Ganz wichtig ist, wie hoch Ihr Hungersignal zu Beginn der Mahlzeit ist. Je besser Sie das Signal bereits hören und wahrnehmen können, desto mehr werden Sie essen müssen, damit Ihr Hungergefühl vergeht. Essen Sie aber bereits nach dem ersten Signal, müssen Sie vermutlich nicht so viel essen, bis es zu einer Sättigung kommt. Aber vielleicht haben Sie dann bereits eine Stunde später schon wieder Hunger und müssen etwas essen. Es kommt auch ganz darauf an, was Sie essen.

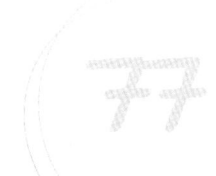

Ein grüner Salat macht nicht so lange satt, wie beispielsweise Bratkartoffeln oder ein Risotto. Grundsätzlich kommt es auf die Verteilung der Makronährstoffe Kohlenhydrate, Fette und Eiweiße an. Doch auch dies ist individuell sehr unterschiedlich. Jeder Mensch hat eine unterschiedliche lange Verdauungszeit. Je nachdem wie viel von den unterschiedlichen Verdauungssäften gebildet werden. Das bedeutet für Sie, dass Sie sich für das Erlernen der Sättigungssignale wirklich genügend Zeit lassen müssen. Dabei dürfen Sie sich nicht verurteilen, wenn es einmal nicht klappt. Je besser Sie Ihren Körper kennenlernen und Ihre Intuition anerkennen und annehmen, umso erstklassiger wird Ihr Gefühl für Ihre Sättigung.

Weitere Störfaktoren für das Überhören Ihrer Sättigungssignale

Es gibt aber noch mehr Faktoren, die das Sättigungsgefühl stören.

- Ein nicht zu vernachlässigender Faktor ist das Essen in Gesellschaft. In Gesellschaft wird normalerweise mehr und auch anders gegessen. Dabei werden häufig bereits die Hungersignale übersehen und die Sättigungssignale können gar nicht gespürt werden. Dazu ist die Ablenkung in Gesellschaft zu groß.

- „Schmeckt es dir nicht oder warum isst du so wenig?" Auf diese Frage sollten Sie künftig antworten, dass Sie satt sind. Aus Pflichtbewusstsein einfach weiter zu essen ist eine Angewohnheit. Eine Angewohnheit können Sie sich auch wieder abgewöhnen. Besser Sie gewöhnen sich an, gerade bei Essenseinladungen oder auch im Lokal bewusst sehr langsam zu essen. Wenn alle anderen bereits fertig sind, dürfen Sie meist auch ohne Erklärung mit dem Essen aufhören.

⁄ Buffetessen gehört zu den Essensarten, bei denen es nochmals schwierig ist, auf seine Sättigungsgefühle zu hören. Je größer die Auswahl desto größer ist die Qual der Wahl und je mehr wird gegessen. Das ist an sich für einen intuitiven Esser nicht schlimm. Ganz im Gegenteil, hier kann er ganz nach seinen Vorlieben schlemmen und trotzdem auf seine Körpersignale achten. Wenn Sie noch beim Erlernen des intuitiven Essens sind, dann sollten Sie gerade bei Buffetessen sehr wählerisch sein. Wenn Sie noch unsicher sind, dann greifen Sie in diesem Fall auf Nahrungsmittel zurück, die Ihnen bekannt sind und mit denen Sie bereits geübt haben.

Das wichtigste in diesen Situationen ist, dass Sie sich auf sich verlassen. Schauen Sie nicht, was und wie viel andere essen, sondern bleiben Sie bei sich. Essen Sie bewusst und versuchen Sie, die überschießenden Sinnesreize zu ignorieren. Zu Beginn Ihrer Entwicklung als intuitiver Esser halten Sie sich in Gesellschaft einfach an die Regel: Reden ist Silber, Schweigen ist Gold.

Wenn Sie Ihren Hunger erhört haben, aber trotzdem kein angenehmes Sättigungsgefühl erkennen können

Zunächst einmal haben Sie alles richtig gemacht. Sie haben Ihren Hunger ernst genommen, haben besonnen und bewusst gegessen, bis Sie Ihre Sättigungsgefühle gespürt haben. Sie mögen nicht mehr essen. Trotzdem kann es sein, dass keiner der oben angegebenen Sättigungskennzeichen auftritt. Sie sind weder zufrieden, noch glücklich, noch haben Sie mehr Energie bekommen. Das kann gerade am Anfang auftreten und hängt mit der Speisen- oder Nahrungsmittelauswahl zusammen. Eigentlich hätte Ihnen ein Steak mit Bohnen gut geschmeckt. Das war aber momentan nicht verfügbar oder Sie haben keine Zeit für die Zubereitung. So haben Sie sich für eine schnelle Variante entschieden.

Eine kalte Platte, mit allem was Ihr Herz normalerweise begehrt. Schinken, Salami, Käse, Tomaten und Gurken, dazu eine oder zwei Schnitten Ihres Lieblingsbrotes.

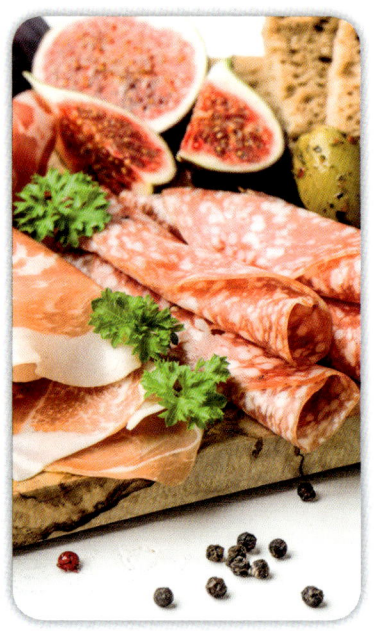

Sie haben alles bewusst gegessen, Pausen gemacht, Ihre Hungersignale und Ihren Sättigungsstatus beobachtet. Ihr Hunger ist gestillt, Sie sind gesättigt, aber nicht zufrieden. Am liebsten würden Sie weiteressen. Würde das zu Ihrer Zufriedenheit beitragen? Vermutlich nicht.

Denn wenn Sie sich nun ganz ehrlich fragen, was Sie zufrieden gemacht hätte, dann wären es ein Steak mit Bohnen gewesen. Wenn Sie daran denken, dann läuft Ihnen trotz Sättigung das Wasser im Munde zusammen. Sie können sich fragen, ob so eine kalte Platte Sie jemals zufrieden gemacht hat. Vermutlich hat sie das nicht. Deshalb ist es wichtig, dass Sie sich diese Nahrungsmittel und Speisen, die Sie grundsätzlich nicht befriedigen, merken. In vielen Fällen spielt Ihnen Ihr Gedächtnis einen Streich und es handelt sich eigentlich um ein Essen, das zu anderen Zwecken gegessen wurde. Sozusagen als Ersatzbefriedigung.

Ersatzbefriedigungen können niemals zu einer angenehmen Sättigung führen. Entweder bleibt der Hunger bestehen oder man überisst sich. Genau, wie der unbekannte Berliner es ausgedrückt hat.

6

Verbote und Entbehrungen

6. Verbote und Entbehrungen

Die Zeit der Verbote und Entbehrungen ist nun ein für alle Mal vorbei. Sie haben ab sofort die absolute Freiheit alles essen zu dürfen. Es gibt keine Einschränkung. Vor allem gibt es keine Bestrafungen mehr. Sie werden mit jedem Essen eine bedingungslose Freundschaft schließen. Dazu müssen Sie im ersten Schritt die Angst vor dem Essen verlieren.

Angst vor dem Essen

Obwohl Sie nun schon einiges über das intuitive Essen, dem Hunger und die Sättigung erfahren haben, können Sie sich bestimmt immer noch nicht vorstellen, dass es bei Ihrer künftigen Essensauswahl keine Einschränkungen mehr gibt. Das ist aber tatsächlich so. Ohne diese Verzichtserlösung gäbe es überhaupt kein intuitives Essen. Durch Vorschriften der Eltern und später durch bestimmte Diätenvorschriften wissen Sie ganz genau, was gute und was schlechte Nahrungsmittel sind.

Die schlechten Nahrungsmittel üben einen gewaltigen Einfluss auf Sie aus. Diese Nahrungsmittel sind bei allen Diäthaltenden für immer und ewig hinterlegt. Mit vielen Tricks wird daran gearbeitet, dass man nie in die Nähe von diesen verbotenen Nahrungsmitteln kommt.

Denn die Gefahr bei jeder möglichen Gelegenheit haltlos zuzuschlagen ist da. Deshalb verlangen viele meiner Patienten, die das intuitive Essen erlernen zunächst einen Plan, was sie nicht essen dürfen. Den wird es aber nicht geben. Also gut, dann vielleicht einen Plan, auf dem die besonders guten Nahrungsmittel stehen. Nur für die Orientierung. Nein, auch das gibt es nicht. Denn dann arbeiten wir schon wieder mit Einschränkungen und belegen die Nahrungsmittel, die nicht auf dem Plan stehen, mit einem negativen Vorzeichen. Somit hätten Sie weiterhin mit Entbehrungen zu tun. Nichts würde sich ändern. Leider können Sie so nicht zu einem intuitiven Esser werden.

Die 50-jährige Silvia war so ein Fall mit einer unheimlichen Angst vor dem Essen. Als sie zu mir in die Praxis kam, sagte sie mir, dass sie zum gefühlten hundertsten Mal zehn Kilogramm ab- und wieder zugenommen hätte. Sie möchte jetzt endlich und für immer und ewig diese zehn Kilogramm verlieren. Sie mache auch alles mit und ist für alles offen. Silvia ließ sich tatsächlich auf sieben Punkte des intuitiven Essens ein. Beim Punkt bedingungslose Auswahl, also keine Einschränkung von irgendeinem Nahrungsmittel oder irgendeiner Speise, blieb ihr Mund offen stehen und sie meinte, sich verhört zu haben. „Wie, ich bekomme keinen Plan, was ich essen soll und was ich nicht essen darf? Wie soll das denn funktionieren?"

Silvia war drauf und dran die Praxis zu verlassen, weil sie kein Versuchskaninchen sein wollte und meinte, ich hätte wohl doch keine Ahnung. Ich konnte sie beruhigen und sie blieb. Ihre Angst vor dem Essen bestand, seit sie zweimal im Jahr eine Diät absolvierte. Also seit mehr als 20 Jahren. Jede Diät dauerte so lange, bis sie zwischen sieben und zehn Kilogramm abgenommen hatte. Dabei wechselte Silvia immer zwischen verschiedenen Diäten.

Nach jeder Diät versuchte sie auch weiterhin bestimmte Speisen und Nahrungsmittel zu vermeiden, was aber immer nur bedingt geklappt hat. Nach kurzer Zeit hatte sie ihr Ausgangsgewicht wieder erreicht. Ihre Angst vor Speisen wie Käsespätzle oder Kaiserschmarren war so groß, dass wir gemeinsam Ihre Angstessen-Liste abarbeiten mussten. Dieser Prozess funktioniert folgendermaßen:

Silvias Aufgabe war alle Nahrungsmittel und Speisen aufzuzählen, vor denen sie Angst hatte. Angst zu essen und Angst dann nicht mehr aufhören zu können. Angst keine Sättigung mehr zu spüren und dann die Angst, dass alles umsonst war.

Zu jeder ihrer Aufzählungen musste ich explizit Stellung nehmen und jeden einzelnen Punkt für Silvia freigeben. Besonders angstmachende Produkte sogar bis zu dreimal. Silvia strich zunächst selbst diese Liste ab. Ich musste sie danach nochmals kontrollieren und ebenfalls abhaken.

Diese Liste können Sie auch für sich einsetzen, wenn Sie vor bestimmten Nahrungsmitteln oder Speisen ganz besondere Angst haben und sich nicht vorstellen können, dass Sie diese jemals wieder angstfrei essen geschweige denn genießen können. Wenn diese Liste bei Ihnen besonders lang ist, dann können Sie auch zunächst nur die Speisen und Nahrungsmittel aufzählen, die Sie unbedingt in nächster Zeit essen möchten. Diese Liste können Sie, so lange Sie unsicher sind mit allen Produkten weiterführen.

Nahrungsmittelverbot

Sie sind immer noch skeptisch, weil Sie schon versucht haben, verbotene Nahrungsmittel zu essen und der Test ging negativ aus? Sie haben sich an dem von Ihnen selbst verbotenen Nahrungsmittel übergessen. Sie erteilen sich eine zeitweilige Genehmigung, damit Sie nun dieses verbotene Nahrungsmittel essen dürfen. Während des Essens kontrollierten Sie sich selbst, um zu sehen, was dabei passiert. Passiert ist Folgendes: Sie konnten nicht genug davon bekommen.

Passiert ist es aber nur deshalb, weil es sich ja eigentlich um ein verbotenes Produkt gehandelt hat. Von Ihnen für eine bestimmte Zeit oder auch für eine

bestimmte Menge freigegeben. Das ist natürlich nicht vorbehaltlos, sondern im Vorfeld bereits stark eingeschränkt. Ihr Gehirn weiß ganz genau, dass es sich um etwas handelt, das eigentlich verboten ist. Etwas das gewissermaßen nicht gut für Sie ist. Diese Vorschrift besteht weiterhin. Sie ist nur vorübergehend etwas außer Kraft gesetzt worden. In diesem Moment gibt es dann kein Halten mehr.

Denn Sie dürfen das eigentlich Verbotene ja nur jetzt, genau zu diesem Zeitpunkt oder jetzt in dieser Menge essen und dann womöglich nie wieder. Sie sehen, was dann passiert: Es entsteht eine Art Gier. Den Genuss voll auskosten, jetzt ist es erlaubt, jetzt ist alles egal, die Strafe kommt erst später. Genau aus diesem Grunde gibt es ab sofort tatsächlich überhaupt kein Nahrungsmittelverbot mehr.

Denn nur dann, wenn wirklich überhaupt kein Nahrungsmittel mehr verboten ist, wenn Sie sich wahrhaftig gestatten, Ihr Essen völlig frei auszuwählen, verlieren Sie die Besessenheit und auch die Angst davor nicht mehr aufhören zu können und sich dabei zu überessen. Erst dann ist es ganz einfach. Denn dieses Essen ist nicht verboten. Sie können diese Speise oder dieses Nahrungsmittel jederzeit wieder essen. Wenn Sie mögen so oft Sie wollen.

Wenn Sie nun denken, dass intuitives Essen nicht funktionieren kann, weil man immer alles und so viel, wie man mag, essen kann, dann haben Sie recht. Intuitives Essen wirkt auf der Basis, dass Ihr Körper weiß, was ihm guttut. Er weiß auch, wann er ausreichend genussvolle Nahrung erhalten hat, damit er rundherum zufrieden ist. Die Hunger- und Sättigungssignale, die Sie schon kennengelernt haben, sind die notwendigen Basisfaktoren.

Doch auch ohne das Einsetzen diese Basisfaktoren würde es mit der Zeit funktionieren. Viele Studien belegen, dass Menschen, die beginnen zwanglos und

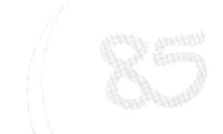

ohne Einschränkung zu essen, nach einiger Zeit ihr eigenes Maß finden. Die Gier nach bestimmten Produkten wird immer geringer. Das Verlangen, dass es dieses nun freigegebene Nahrungsmittel täglich immer und immer wieder gibt, verringert sich von selbst. Genauso wie es sich bei Nahrungsmitteln oder Speisen handelt, die nicht verboten oder eingeschränkt sind. Denken Sie an Schlangengurken. Diese sind in den wenigsten Fällen weder verboten noch dürfen sie nur eingeschränkt gegessen werden. Schlangengurken haben ganz wenig Kalorien dafür sind sie reich an Mineralstoffen und Spurenelementen. Sie dürfen davon so viel essen, wie Sie wollen.

Sie werden aber nicht den ganzen Tag diese Gurken essen wollen, auch wenn Sie sie über alles lieben und irgendwie nicht genug davon bekommen können. Am nächsten Tag haben Sie vielleicht überhaupt keine Lust mehr auf diese Schlangengurken. Oder wenn, dann reicht Ihnen schon eine kleine Portion, weil Sie den Geschmack so mögen. Exakt genauso verhält es sich mit wirklich allen anderen Nahrungsmitteln und Speisen.

Oftmals verursachen die verbotenen Nahrungsmittel allein durch den Verzicht oder die Einschränkung diesen Reiz, diesen Nervenkitzel. Schon oft habe ich Nahrungsmittel oder Speisen freigegeben und die Patienten waren entsetzt über den Geschmack. Sie mochten es überhaupt nicht. So war es auch bei Silvia, mit der ich die freigegebene Nahrungsmittelliste erstellt hatte.

Ich forderte sie auf, alle aufgeschriebenen Produkte aus ihrer Liste zu probieren. Sie war entsetzt, dass Speisen, die auf Sie einen fast qualvollen Reiz ausgeübt haben, ihr überhaupt nicht schmeckten. Besonders betroffen war sie davon, dass sie immer einen Verlust gespürt hatte, deshalb oft traurig war, manchmal sogar weinte, weil sie dieses Gericht nicht essen durfte. Jetzt mit der Erlaubnis erkannte sie, dass dies eigentlich alles umsonst war. Sie mochte entweder den

Geschmack gar nicht oder fand die Kombination fad oder die Konsistenz mehr als gewöhnungsbedürftig. Natürlich waren auch viele Speisen dabei, auf die sie sich wie ein kleines Kind gefreut hatte. Daran hat sie sich anfangs auch übergessen, die Sättigungssignale völlig überhört. Doch als Silvia dann zum fünften Mal hintereinander ihre Käsespätzle genoss, hörte sie auf zu essen, als sie angenehm satt war, zufrieden und glücklich. Das nächste Mal stand ihr Lieblingsgericht erst drei Wochen später wieder auf dem Tisch. Dazwischen wurden viele alte und neue Rezepte ausprobiert. Die Liste von Silvias Lieblingsessen ist inzwischen sehr lang geworden.

Sünde und Sühne

Vielleicht denken Sie jetzt, alles schön und gut, aber wenn ich das mache und es funktioniert nicht, dann muss ich mich bestrafen. Das haben Sie leider schon viel zu oft gemacht. Häufig haben Sie auf etwas verzichtet, nur weil Sie vorher „gesündigt" haben. Dabei wurden viele Tatsachen erschaffen und übernommen, die Sie jetzt oft behindern und die dazu dienen, dass Sie sich schlecht fühlen, wenn Sie sich nicht strikt daran halten. Diese Erkenntnisse über das richtige und gesunde Essen sind so tief verwurzelt, dass Sie sich nun sehr sorgfältig damit auseinandersetzen müssen, um sie aufzulösen.

Es kann aber trotzdem eine sehr lange Zeit in Anspruch nehmen, bis diese unrichtigen Darstellungen aus Ihrem Gedankenfeld verschwinden. Diese Gedanken richten einen großen Schaden an, weil Sie dadurch unbewusst zu Verhaltensweisen angestiftet werden.

Diese Verhaltensweisen und Handlungen haben mit Schuld und Schuldlosigkeit zu tun. Wenn Sie sich an alle Ihnen bekannte Tatsachen über das Essen halten, sind Sie schuldlos oder besser ausgedrückt frei von Schuld.

Das sind diese sogenannten Fakten in Bezug auf Essen. Diese können Sie schuldig oder frei von Schuld machen:

- Nach 16 Uhr keine Frischkost mehr
- Nach 18 Uhr nichts mehr essen
- Schokolade und Süßigkeiten machen dick
- Fettreiche Milchprodukte müssen gemieden werden
- Bei Frühstücksverzicht isst man tagsüber weniger
- Vor jedem Essen ein großes Glas Wasser trinken
- Kartoffeln machen dick
- Ganz mageres Fleisch ist gesund
- Nudeln machen dick
- Wenn Bewegung, dann nur täglich
- Wenn Kohlenhydrate, dann Reis
- Auf Salz muss verzichtet werden
- Frittiertes ist schlecht
- Nur dünsten oder grillen, nichts braten
- Fett macht dick

Frei von Schuld zu sein, ist ein sehr willkommenes Gefühl. An diese Tatsachen und Fakten über unsere Ernährung halten sich aber nicht nur Diäthaltende. In einer Studie der Universität von Toronto wurde 1987 festgestellt, dass auch Menschen, die noch nie eine Diät gemacht haben, sich an dieses sogenannte Ernährungsfachwissen halten.

Sie suchen ihre Nahrungsmittel am liebsten unter dem Aspekt der Schuldlosigkeit aus. Da fühlt sich jeder besser. Allerdings wissen die wenigsten Menschen, dass dieses Ernährungsfachwissen durch die Werbung der Nahrungsmittelindustrie erzeugt wird.

Dieses „Expertenwissen" hat die Allgemeinheit übernommen. Es kann passieren, dass bereits Kindergartenkinder darüber Bescheid wissen. Sie halten sich jetzt aber nicht mehr an dieses Ernährungsfachwissen. Denn Sie reifen zu einem intuitiven Esser heran. Sie hören künftig auf Ihre Intuition und nicht auf

das sogenannte Expertenwissen, das Sie ja selbstverständlich auch verinnerlicht haben. Normalerweise sind Sie Ihr eigener Richter. Sie sind sehr streng mit sich, viel zu streng. Bei diesem Ernährungsfachwissen kann es aber sein, dass zusätzliche Richter aufkreuzen. Beispielsweise Bekannte oder Freunde, die Sie daran erinnern, dass Sie doch abnehmen wollten. Deshalb sollten Sie sich, nach deren Auffassung, auch an die bekannten Tatsachen über das Essen halten.

Wenn Sie diese schon nicht beachten, dann kann das mit dem Abnehmen und dem Wunschgewicht nie etwas werden. Gerade am Anfang des intuitiven Essens können solche richterlichen Aussagen zusätzlich belasten und auch einiges infrage stellen. Aber lassen Sie sich nicht beirren, auch wenn es manchmal schwerfällt. Hören Sie nur auf sich und auf Ihren Körper. Verzichten Sie darauf, mit Ihren Mitmenschen über das Essen zu diskutieren. Vor allem bestrafen Sie sich nicht aufgrund der Aussagen dieser „Essensexperten".

Doch wie schaffen Sie es, dass Sie sich ab sofort nicht mehr bestrafen? Eine große Hilfe ist es, wenn Sie sich zunächst mit sich selbst verbünden und sich selbst immer wieder bestätigen. Sie gehen also mit sich selbst in Zwiegespräche.

Denn nur Sie wissen, was gut für Sie ist. Das haben Sie bereits bei den Hunger- und den Sättigungssignalen gespürt. Jetzt diskutieren Sie nur mit sich selbst, wenn es um Expertenwissen zum Thema Ernährung geht.

Das stärkt zusätzlich Ihr Selbstbewusstsein und festigt Sie darin, anderen gegenüber Nein zu sagen. Denn wenn Sie Nein sagen, dann meinen Sie das auch. Das bedeutet, dass Sie sich danach nicht mehr rechtfertigen müssen, auch sich selbst gegenüber nicht. Wenn Sie sich nicht mehr rechtfertigen, dann brauchen Sie sich auch nicht mehr zu bestrafen. Denn ab jetzt haben Sie alles richtig gemacht. Sie sind frei von Schuld. Spüren Sie, wie gut das tut!

Das gilt natürlich auch für bisher von anderen aufgestellte Regeln, die Sie nicht mehr befolgen müssen. Haben Sie diese Regeln nicht befolgt, dann hatten Sie ein schlechtes Gewissen. Einem schlechten Gewissen folgt immer eine Bestrafung.

Aber ohne schlechtes Gewissen gibt es keine Bestrafung. Sie haben keine Sünde begangen, die gesühnt werden muss. Also halten Sie sich nicht mehr an Regeln, wie:

- ► Sonntags wird immer um 12 Uhr gegessen.
- ► Der Teller wird leer gegessen.
- ► Freitagabend gibt es immer eine kalte Platte.
- ► Ein zweiter Teller Suppe gehört dazu.

Vielleicht ist das am Anfang ungewohnt. Vielleicht fühlen Sie sich als kleiner Meuterer. Aber wenn für Sie und Ihre Umwelt die Diskussionslage abgeklärt ist, können Sie schadensfrei essen. Nur dann hören Sie Ihre körpereigenen Signale und können sich ungestört darauf konzentrieren. Je besser Sie diese Signale spüren und darauf eingehen, umso weniger Anlass haben Sie, sich selbst zu bestrafen. Zur Erleichterung Ihres neuen Denkens setzen Sie die Liste auf Seite 166 ein. Erweitern Sie sie um die Regeln auf die Sie künftig verzichten wollen.

7
Genuss und Sinnlichkeit

7. Genuss und Sinnlichkeit

Gesund, schlank und schön mit Genuss ist die richtige Lebenseinstellung. Für viele bedeutet das Genießen eines Essens etwas Ähnliches wie eine verbotene Tat, die bestraft werden muss. Denn wenn jemand mit Genuss isst, dann isst er meistens viel mehr als benötigt.

Denken Sie auch so? Missgönnen Sie sich den Genussfaktor aus Angst dann mehr zu essen, als Sie sich ursprünglich erlaubt haben? So wie Silvia aus dem letzten Kapitel, die ihre Lieblingsspeisen nicht mehr gegessen hat, um sich nicht schuldig zu machen? Immer wiederkehrende Diäten bewirken, dass Essen lediglich zum Sattmachen dient, aber nicht zum Genießen da ist.

Fisch mit Salat kann ein Genuss sein, wenn Sie sich aus freien Stücken und intuitiv dazu entschließen. Haben Sie aber nur die Auswahl zwischen Fisch mit Salat oder Gemüse mit Salat oder Salat mit Salat, dann entsteht statt einer Vorfreude ein Missmut. „Gut, dann gibt es halt schon wieder Fisch mit Salat." Mit dem intuitiven Essen lernen Sie wieder zu genießen. Essen hat einen wichtigen Stellenwert in unserem Leben. Jede Essensaufnahme sollte deshalb im Alltag zu einem Highlight werden. Dieses Highlight heißt vollendeter Genuss.

Machen Sie Ihr Essen zu einem Geschmackserlebnis

Der Geschmack ist einer der fünf Sinne des Menschen. Um den Geschmack machen sich in der Lebensmittelindustrie sehr viele Menschen Gedanken. Über 2.500 verschiedene Aromastoffe werden von den Food-Designern eingesetzt, um ein Nahrungsmittel für uns besonders anziehend zu

machen. Dafür sorgen unsere Geschmacksknospen auf der Zunge und im Gaumen. Diese erkennen die fünf Grundgeschmäcker: süß, sauer, salzig, bitter und umami.

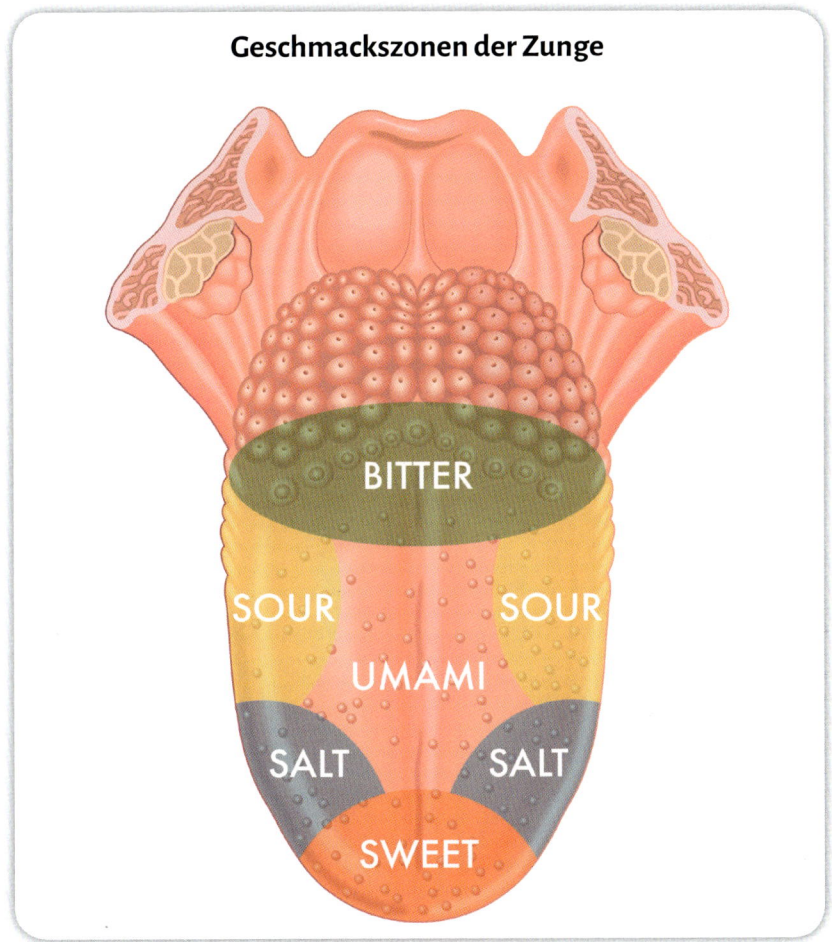

Geschmackszonen der Zunge

Umami ist abgeleitet aus dem japanischen Umai für Wohlgeschmack. Dieser Geschmack ist erst seit 10 Jahren in Europa bekannt. Sicher ist, dass wir noch weitere Geschmackskomponenten auf unserer Zunge differenzieren könnten. Welche das sind wird gerade im Labor erforscht.

Trotzdem schmeckt natürlich jeder Mensch anders. Was für Sie schon viel zu süß ist, empfindet jemand anderes als neutral. Ein Nahrungsmittel schmeckt auch nicht immer gleich. Viele Faktoren spielen dabei mit: Unter anderem sind auch die Tageszeit sowie die Mikronährstoffe, die Sie gerade benötigen, ausschlaggebend.

Deshalb kann es sein, dass Sie auch einmal unbedingt etwas Salziges mögen, obwohl Sie eigentlich eher süße Produkte bevorzugen. Zunächst geht es aber darum, dass Sie wieder schmecken und diese Geschmackserlebnisse auch genießen können. Ein Essen oder ein Nahrungsmittel spricht aber noch weitere Sinne an. Einer davon ist der Geruchssinn.

Diese beiden Sinne, der Geschmackssinn und der Geruchssinn, kann man nicht isoliert betrachten. Oft können Sie beide Sinne nicht auseinanderhalten. Das bedeutet, ein Essen muss nicht nur gut schmecken, es muss auch gut riechen. Die oben eingesetzten Aromastoffe werden ebenfalls als Geruchsstoffe genutzt. Die Geruchsstoffe sind, wie schon bekannt, imstande Ihren Appetit zu fördern.

Doch ein Essen ohne Geschmacks- und ohne Geruchsaromen könnten Sie nicht genießen. Deshalb wird sogar Astronautennahrung aromatisiert. Ein absoluter Hochgenuss ist es, wenn Sie Ihr erstes Hungersignal spüren und diesen dann mit dem für Sie richtigen Geruch und Geschmack belohnen dürfen. Wenn Ihnen dieses Festspiel gelingt, dann essen Sie mit der Zeit automatisch weniger

und vor allem auch nicht unkontrolliert. Warum? Weil Ihr Geschmacks- und Geruchssinn rundherum befriedigt werden.

Erforschen Sie Ihre Zunge und Ihren Gaumen

Beschäftigen Sie sich zunächst ausführlich mit den Geschmacksknospen auf Ihrer Zunge.

Viel zu lange haben diese brachgelegen. Experimentieren Sie mit den unterschiedlichsten Nahrungsmitteln. Wählen Sie besonders Produkte aus, die Sie aus Gründen der Vernunft schon lange nicht mehr gegessen haben. Probieren Sie diese Produkte auch zu unterschiedlichen Tageszeiten.

Es geht darum, dass Sie entdecken, welche Geschmacksrichtungen für Sie besonders reizend sind, welche für Sie neutral und welche abstoßend schmecken. Das erleichtert Ihnen später bei der intuitiven Essensauswahl, dass Sie wirklich die Nahrungsmittel zu sich nehmen, die Ihnen eine vollkommene Zufriedenheit bescheren können.

Wie Sie bereits erfahren haben, ist die Zufriedenheit bei Ihrer Ernährung ein Basisfaktor, ohne den es kein intuitives Essen gibt. Als kleine Erleichterung sind auf Seite 166 Listen für Sie hinterlegt. Damit können Sie Ihren Geschmack wiederentdecken und analysieren.

Achten Sie während Ihres Genussabenteuers auch auf die Festigkeit und Konsistenz der Produkte. Welche angenehmen oder unangenehmen Empfindungen hinterlassen sie in Ihrem Mund. Oft ist die aktuelle psychische Verfassung ausschlaggebend für Ihre momentan bevorzugte Konsistenz der Nahrungsmittel. Psychologisch betrachtet sieht das so aus:

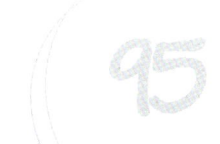

Konsistenz/Geschmack	Beispielprodukte	Psychologische Beurteilung
Sahnig, weich, schmilzt im Mund	Schokolade, Praline, Eiscreme, Pudding	Man bekommt allerhand, ohne dass man dafür etwas tun muss
Fest, hart, muss gekaut werden	Salate, Frischkost, Steak, Nüsse	Sich im Leben durchbeißen, neue Projekte sollten in Angriff genommen werden
Knusprig, kracht im Mund	Chips, Tortillas, gepuffte Produkte	Das Verhalten gegenüber neuen und unbekannten Dingen ist eher skeptisch und vorsichtig
Dickflüssig, muss nicht gekaut werden	Smoothies, Cremesuppen, Brei, Kartoffelpüree	Erinnerung an Kleinkindertagen, kann sehr angenehm oder abstoßend sein

Es kann auch passieren, dass Ihnen bestimmte Gerichte oder auch Getränke nur bei bestimmten Temperaturen gut schmecken. Es ist ein großer Unterschied, ob Sie Ihre Suppe heiß oder lauwarm essen. Testen Sie sich einfach durch Ihre Speisen- und Getränkeauswahl.

Das Auge isst mit

Sicherlich lieben Sie auch wunderschön zubereitete Speisen. In der anfänglich vorgestellten 5-Elemente-Ernährung müssen alle fünf Geschmacksrichtungen in einer Mahlzeit vorhanden sein. Nur dann können Sie nach dem Essen zufrieden sein. In dieser Ernährungslehre sind auch die Farben der Speisen wichtig. Sie sollen schön zueinanderpassen. Deshalb ist die Anordnung der einzelnen Nahrungsmittel oder Gerichte auf dem Teller bedeutend. Ein bunt zusammengestellter Teller mit harmonisierenden Farben ist immer ansprechend.

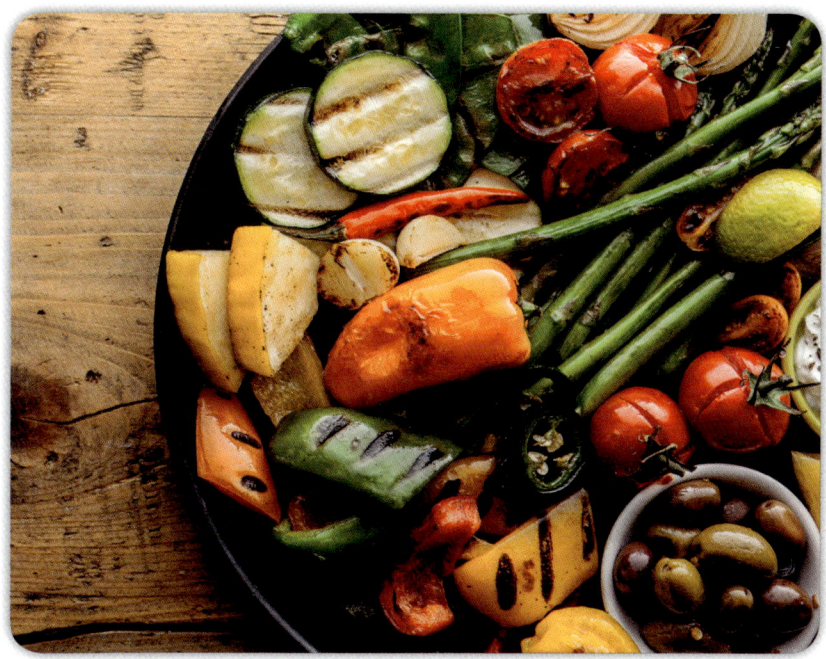

Aber nicht nur eine schöne Farbzusammenstellung gehört zu einem zufrieden-
stellenden Essen dazu. Oft sind es schon Kleinigkeiten, die einen Essensteller
verschönern können und begehrenswert aussehen lassen. Ein Sträußchen Pe-
tersilie auf einer blassen Selleriesuppe – und schon sieht der Teller freundlicher
aus. Bereits durch diesen kleinen grünen Kräutertupfer wird Ihr Sehsinn gereizt.
Versuchen Sie aus jeder Ihrer Speisen eine kleine Augenweide zu schaffen.

Je mehr Sinne durch das Essen befriedigt werden, desto weniger Essen benötigen Sie, um dadurch völlig zufrieden und glücklich zu sein. Gehen Sie auf Spurensuche: Welche Farben sprechen Sie besonders an? Welche Farbzusammen-
stellungen finden Sie außergewöhnlich reizend? Was gefällt Ihnen gar nicht?

Die Rolle der Mitwelt beim Essen

Die Menschen und die Umgebung – Ihre Mitwelt – spielen beim Essen eine große Rolle. Je angenehmer und geordneter Ihre Umgebung ist, desto größer wird Ihr Genuss sein. Nehmen Sie Ihren normalen Essplatz in Augenschein. Vielleicht benötigt er eine optische Verschönerung. Eine hübsche Dekoration, beispielsweise ein Blumenstrauß oder eine Kerze kann bereits ein Lächeln auf Ihr Gesicht zaubern. Gefallen Ihnen Ihre Tischsets, Ihre Servietten und Ihr Geschirr noch richtig gut. Trifft das noch Ihren Geschmack? Wenn Sie zweifeln, dann tauschen Sie ein paar Gegenstände einfach aus.

Die Platzwahl beim Essen ist ebenso enorm wichtig. Setzen Sie sich, ohne zu essen auf Ihren Platz. Kontrollieren Sie, ob dieser Platz der richtige für Sie ist. Probieren Sie auch andere Plätze aus, die für Ihre Genusstätigkeit Essen infrage kommen könnten. Vermeiden Sie in jedem Fall stehend oder im Vorbeigehen zu essen. Auch eine geöffnete Kühlschranktür während des Essens ist ab sofort tabu. Der Platz, an dem Sie essen, sollte für Sie ein besonders angenehmer Ort sein. Denken Sie auch bei Ihrem nächsten Restaurantbesuch daran.

Ein zu kleiner Tisch direkt neben der Kasse oder der Toilette kann aus einem qualitativ hochwertigen und für Sie wertvollen Essen einen totalen Reinfall machen. Für Amerikaner ist die Wahl des Tisches im Restaurant überaus wichtig. Wenn der von den Gästen bevorzugte Tisch nicht frei ist, verzichten sie lieber ganz auf den Besuch oder warten darauf.

Denn die passende und individuell angenehme Umgebung hat einen ebenso wichtigen Einfluss auf das Essen wie die Speisen selbst. Achten Sie einfach künftig darauf und essen Sie nur dort, wo Sie sich wirklich wohl und behaglich fühlen.

So genießen Sie Ihre Lieblingsspeisen

Zu Beginn einer jeden Ernährungsberatung frage ich nach den Lieblingsspeisen meiner Patienten. Die meisten überlegen lange, weil sie ihre Lieblingsspeisen verdrängt haben. Nicht selten bekomme ich zur Antwort, dass es keine richtigen, echten Lieblingsspeisen mehr gibt.

Lieblingsspeisen sind das, was es oft gibt. Früher, als die Welt noch in Ordnung war, da gab es natürlich Lieblingsspeisen. Als die Welt noch in Ordnung war, bedeutet, bevor die Diäten, die Einschränkungen und die Entbehrungen die eigene Welt in Unordnung brachten.

Früher, da liebten die Patienten sahnige Nudelgerichte oder einen Milchreisauflauf mit viel Zucker und Zimt, Schokoladenpudding oder auch Sauerbraten mit Klößen und Soße. Beim Aussprechen dieser Wörter erscheint ein Glanz in den Augen und in der Stimme klingt Freude mit. Diese früheren Lieblingsgerichte sind vernünftigen Gerichten gewichen. Ein sachlicher Salat oder eine neutrale Gemüsepfanne mit wenig Kalorien gehört heute zu den oft und gern genannten Lieblingsspeisen. Aber sind sie das wirklich oder sind sie aus leidlichen Beweggründen dazu verwandelt worden?

Echte und somit frühere Lieblingsessen haben nichts mit Sachlichkeit und Notwendigkeit zu tun. Echte Lieblingsessen sprechen alle Sinne an und reizen den Körper, den Geist und die Seele. Sie regen angenehm auf.

Wenn Sie sich mit Ihren wirklichen Leibspeisen beschäftigen, dann schwelgen Sie oft ganz in der Vergangenheit. Denn Leibspeisen haben grundsätzlich mit schönen Gegebenheiten zu tun. Erinnerungen, mit denen das Gericht in einem direkten Zusammenhang gebracht wird. Das Lieblingsessen kam natürlich nicht täglich auf den Tisch. Ein Lieblingsessen war etwas ganz Besonderes. In der Kindheit wurde es oft genug als Heil- und Trostmittel oder als Belohnung eingesetzt. Es war eben immer etwas Außergewöhnliches, wenn das Lieblingsessen auf den Tisch kam. Heutzutage ist das Lieblingsessen der Deutschen Spaghetti Bolognese. Kramen Sie doch einmal in Ihren Kindheitserinnerungen. Welche wirklichen Lieblingsgerichte fallen Ihnen dabei ein?

Wenn Sie nicht so leicht zurückblicken können, dann rufen Sie sich wichtige und markante Ereignisse ins Gedächtnis, wie Ihr Schulbeginn, Weihnachten, Ihre Sommerferien oder Geburtstagsfeste.

Setzen Sie den Gehörsinn und den Tastsinn ein

Fast jeder Sinn kann sich bei einem angenehmen Essen entfalten. Auch der Gehörsinn kann da noch mitspielen. Ist Ihnen schon mal aufgefallen, wie bestimmte Musik ein Essen zusätzlich unterstreichen kann? Probieren Sie es aus. Eine fließende leichte klassische Musik, wie von Schubert oder Chopin passt häufig. Es kann aber auch noch Ihrem Gusto leichter Jazz, Weltmusik oder Pop sein. Versuchen Sie es mit und ohne Musik. Manchmal schätzen Sie vielleicht auch völlige Stille.

Der Tastsinn, als letzter Sinn, spielt beim Essen nur eine untergeordnete Rolle. Denn entweder halten Sie Ihr Besteck in den Händen oder Sie greifen damit nach dem Fingerfood. Trotzdem können Sie auch Ihren Tastsinn bei Ihrem persönlichen Essensgenuss mitmachen lassen.

Sozusagen als Eröffnung. Nehmen Sie dazu die Nahrungsmittel, die Sie essen möchten, in Ihre Hände und betasten Sie sie genau. Egal ob Sie später damit Ihr Essen zubereiten oder diese Lebensmittel unverarbeitet genießen.

Das sind die Produkte, die Sie später, bei Ihrem Essen zum Genuss bringen können. Um Ihren Tastsinn noch mehr zu reizen schließen Sie dabei Ihre Augen.
Während Sie diese Lebensmittel erspüren lassen Sie Ihrer Intuition freien Lauf.
Oftmals erkennen Sie dann, auf welche Art und Weise Sie diese Lebensmittel
zubereiten möchten, um den größtmöglichen Genuss zu erfahren.

Genießen Sie mit allen Sinnen

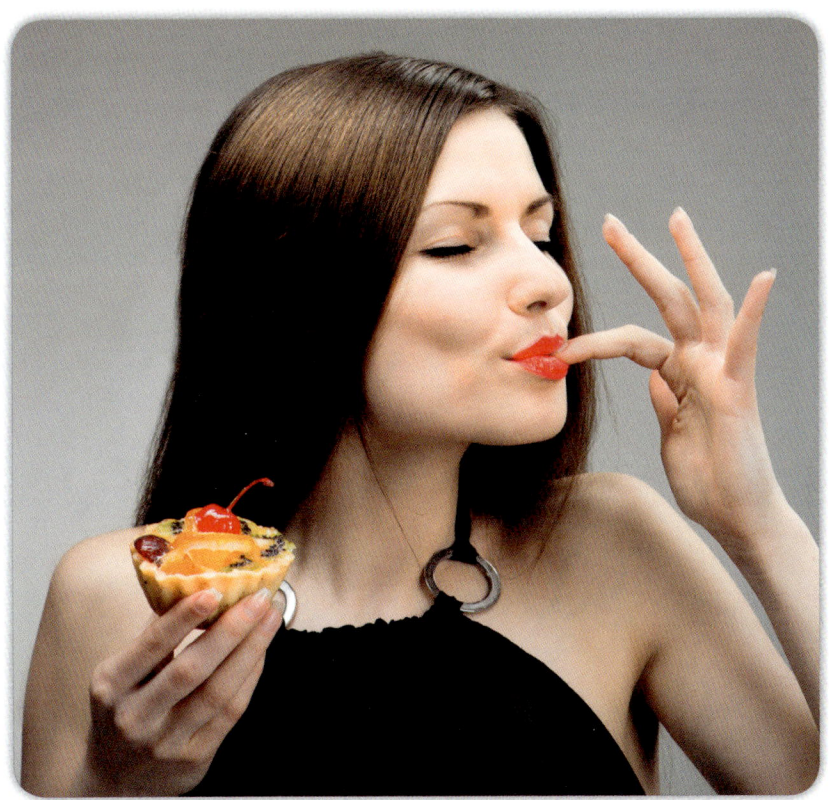

Sie haben nun gesehen, dass wir unsere fünf Sinne zum Essensgenuss sinnvoll einsetzen können, um den Genuss zu vervielfachen. Wenn Sie bisher genusslos oder fast genusslos gegessen haben, dann überfordern Sie sich anfangs nicht.

Fangen Sie langsam wieder an, Ihre Sinne für Ihren Essensgenuss zu entdecken und für Ihre optimale Zufriedenheit bei Ihrem Essen einzusetzen.

8 Tipps für ein Essen, das alle Sinne anspricht

- ▸ Fassen Sie Ihre Lebensmittel an. Betasten Sie sie mit geschlossenen Augen.
- ▸ Bei Bedarf legen Sie eine Untermalungsmusik auf – kein Radio.
- ▸ Setzen Sie sich zum Essen an einen für Sie angenehmen Platz. Schauen Sie sich um, ob für Sie alles stimmig erscheint.
- ▸ Arrangieren Sie Ihr Essen so auf dem Teller, dass die Farben Sie erfreuen.
- ▸ Schließen Sie die Augen und atmen Sie tief ein, wenn Ihr Essen vor Ihnen steht. Gefällt Ihnen der Geruch? Freuen Sie sich darauf, es gleich zu schmecken?
- ▸ Genießen Sie den ersten Bissen im Mund. Der erste Bissen ist der allerbeste. Kauen Sie langsam und schmecken Sie Ihr Essen mit der ganzen Zunge und dem Gaumen. Die Geschmacksknospen sind darauf verteilt. Genießen Sie die verschiedenen Geschmacksbereiche.
- ▸ Legen Sie nach jedem Bissen Ihr Besteck zur Seite. Nehmen Sie es erst wieder in die Hand, wenn Sie Ihren Bissen ausführlich gekaut und heruntergeschluckt haben.
- ▸ Spüren Sie bei der Hälfte Ihres Essens in sich hinein. Registrieren Sie Ihren verbliebenen Hunger und Ihre Sättigung.

8
Essen als Ersatz-befriedigung

8. Essen als Ersatzbefriedigung

Schon im Säuglingsalter lernen wir, dass Essen nicht nur satt macht, sondern auch noch Liebe, Umarmung und Wärme mit sich bringt. Wenn Babys weinen, dann nicht immer nur aus Hunger. Doch die angebotene Mutterbrust oder das Fläschchen können die bis dahin nicht befriedigten Bedürfnisse ebenfalls erfüllen.

Später stehen bestimmte Nahrungsmittel und Speisen auch für Trost und Liebe oder werden als Belohnung oder Anerkennung eingesetzt. Kein Wunder also, wenn Essen als Ersatz für viele andere emotionale Empfindungen genutzt wird. Essen ist eine einfache Lösung für viele Bedürfnisse. Denn Essen ist immer verfügbar.

Emotionales Essen und Trinken

Wenn Sie nicht aus reinem Hungergefühl essen, dann essen Sie meist zu viel oder zu oft. Die Ursache für dieses emotionale Essen liegt häufig im Unterbewusstsein. Um dieses „gestörte Essverhalten" wieder in den Griff zu bekommen, sollten Sie sich mit Ihrem Unterbewusstsein auseinandersetzen. Ein günstiges und positives Ergebnis ist der liebevolle und achtsame Umgang mit sich selbst.

Dieses Verhalten wiederum passt exakt zu dem intuitiven Essen. Damit Ihr emotionales Essen geheilt werden kann, brauchen Sie weder strenge Regeln noch exakte Anweisungen. Aber mit einer kleinen Anleitung, die Sie für Ihre persönliche Situation übernehmen können, wird Ihre Spurensuche erleichtert.

Das sind die Anzeichen für emotionales Essen

Da emotionales Essen aus dem Unterbewusstsein gesteuert wird, wird es oftmals erst erkannt, wenn die Situation schon aus dem Ruder gelaufen ist. Doch selbst dann kann sie nur nachträglich greifbar gemacht werden, wenn das Geschehene nochmals überdacht wird.

Selbsttest: Bin ich ein emotionaler Esser?

- ▸ Sie essen oft aus Appetit, nicht aus Hunger.
- ▸ Sie können mit dem Naschen nicht aufhören, bis die Packung leer ist.
- ▸ Wenn Ihnen Essen angeboten wird, können Sie nicht Nein sagen.
- ▸ Wenn Essen in der Nähe ist, dann greifen Sie immer wieder zu.
- ▸ Sie kaufen keine Süßigkeiten oder Knabberartikel auf Vorrat.
- ▸ Zwischen den Mahlzeiten gönnen Sie sich einen gesunden Snack, ohne Hunger zu haben.
- ▸ Auf einen Nachschlag können Sie nicht verzichten.
- ▸ Sie fühlen sich erst satt, wenn Sie keinen Bissen mehr essen können.
- ▸ Sie essen, wenn es Zeit dazu ist und nicht, weil Sie Hunger haben.
- ▸ Essen und Essenzeiten helfen Ihnen dabei, Ihren Alltag zu planen.

Wenn einer oder mehrere dieser Punkte regelmäßig zutrifft, dann handelt es sich um emotionales Essen. Emotionales Essen greift in Ihren Alltag ein und bestimmt ihn. Dieses Essverhalten zeigt, dass in Ihrem Inneren eine Unstimmigkeit herrscht. Beim emotionalen Essen handelt es sich um einen Hilferuf Ihrer Seele.

Wenn Sie diesen Hilferuf verstehen und ihn nicht mit Essen beantworten, sondern mit der Erfüllung der fehlenden Bedürfnisse, dann sind Sie vom emotionalen Essen befreit. Das ist kein einfacher Weg. Aber wenn Sie diese Herausforderung meistern, werden Sie sich und Ihre Bedürfnisse besser kennenlernen. Allein dies ist schon eine große Belohnung, die ein Leben lang anhalten kann.

Natürlich kann es trotzdem immer mal wieder vorkommen, dass Sie aus emotionalem Hunger essen. Doch dann erkennen Sie die Lage frühzeitig und können dagegensteuern.

Ursache von emotionalem Essen

Wenn Sie sich nun eingestehen, dass Sie öfters emotional Essen, dann entsteht auch der Wunsch, die Beweggründe dafür zu erkennen. Wenn Sie die Ursachen aufdecken, dann können Sie sich viel besser helfen. Dazu müssen Sie sich einige Fragen stellen und diese beantworten.

Zunächst geht es um Ihre Kindheit:
- ☐ Aßen Sie als Kind viel oder sogar zu viel?
- ☐ Aßen oder naschten Sie als Kind heimlich?
- ☐ Gab es in der Kindheit gemeinsame Mahlzeiten in der Familie?
- ☐ Welche Rolle spielte das Essen in Ihrer Kindheit?

Beobachten Sie sich bei der Beantwortung dieser Fragen. Wie geht es Ihnen dabei, wie fühlen Sie sich? Schreiben Sie diese Gefühle auf. Geben Sie sich Zeit, vielleicht fällt Ihnen nicht zu jeder Frage sofort etwas ein.

Aber wenn Sie sich damit beschäftigen, dann werden Ihnen mit Sicherheit bestimmte Situationen in den Sinn kommen, die eine tragende Rolle bei Ihrem emotionalen Essen spielen.

Bewältigung von Gefühlen

Als Nächstes geht es darum, Ihre aktuellen Situationen zu erfassen, die die Auslöser für Ihr emotionales Essen sind. Das könnten sie sein:

1. Auslöser Ablenkung

Es gibt sehr viele Gründe sich abzulenken oder Unangenehmes zu verdrängen. Essen kann dazu sehr gut genutzt werden. Auch wenn es natürlich die falsche Methode ist.

Wenn Sie sich dabei ertappen, wie Sie eine ganze Tafel Schokolade verzehren, obwohl Sie eigentlich eine Routineaufgabe erledigen wollten, dann halten Sie inne und fragen bei sich nach:

☐ Ist die Aufgabe zu langweilig?
☐ Ist die Aufgabe zu schwierig?
☐ Will ich die Aufgabe gar nicht erledigen?
☐ Warum zögere ich die Aufgabe heraus?

Gerade Ablenkung von unangenehmen Arbeiten oder Gefühlen ist ein Zustand, der die Hunger- und Sättigungssignale völlig blockieren kann, sodass Sie diese nicht mehr spüren können.

Wenn Sie sich aber um Ihre Ablenkungsmanöver kümmern und diese ernst nehmen, wissen Sie, warum sie vorhanden sind. Nur mit diesem Wissen können Sie darauf eingehen und sie wirklich in Angriff nehmen. Haben Sie das gelernt, benötigen Sie kein Essen mehr, um sich abzulenken. Persönliche Auslöser für emotionales Essen können Sie auf der Seite 175 dokumentieren.

2. Auslöser Stress

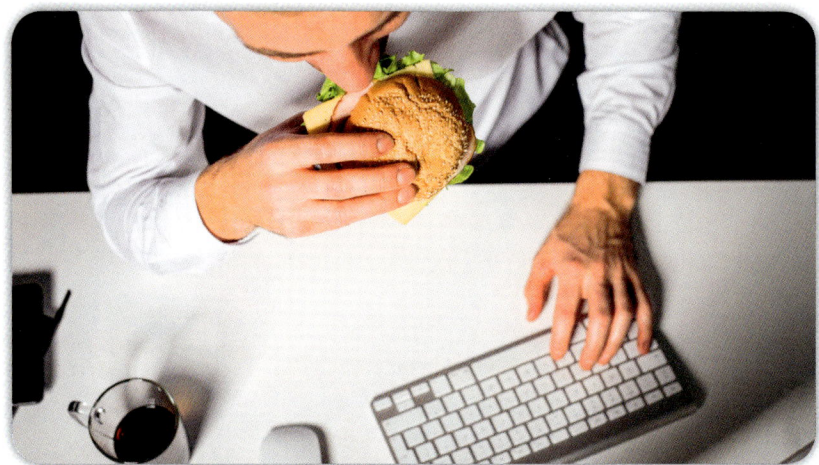

Unter Stress zu leiden, ist heute fast normal. Ihr Körper kann zwischen negativem und positivem Stress nicht unterscheiden. Er reagiert immer gleich. Stresssituationen wirken sich entscheidend auf Ihren Stoffwechsel aus und er wird massiv verändert.

Vermehrt werden bei Stress die Hormone Adrenalin und Cortisol ausgeschüttet. Ihr Gehirn schützt sich gegen diese Flut von Botenstoffen. Es reguliert Ihren Stress herunter, Sie werden dauerhaft entspannter. Mehr als 30 Prozent der Bevölkerung müssen diesen positiven Effekt aber mit einer erhöhten Nachfrage nach Kohlenhydraten bezahlen.

Jedes Mal, wenn Sie gestresst sind, verlangt Ihr Gehirn nach Zucker. Je süßer, je besser. Obwohl Ihr Gehirn nur zwei Prozent der Körpermaße ausmacht, nutzt es die Hälfte der zugeführten Energie und in Stresszeiten sogar bis zu 90 Prozent.

Das bedeutet, dass Ihr Gehirn nach Essen verlangt, auch wenn die Körperspeicher voll sind. Der erhöhte Cortisolspiegel im Blut vergrößert auf Dauer auch das Bauchfett. Dies kann besonders bei Herz-Kreislauf-Erkrankungen gefährlich sein. Wenn Sie nun bei Stress noch zusätzlich essen, wird diese Problematik verstärkt.

Der einzige Ausweg aus diesem Dilemma ist den Stresslevel zu senken. Das geschieht bereits dadurch, dass Sie lernen, Ihren Stress anzunehmen. Das gilt besonders für die Stresssituationen, denen Sie nicht ausweichen können.

Im gewissen Maße ist Stress anregend und bewirkt eine erhöhte Leistungsfähigkeit. Bleibt Stress aber zu lange bestehen, dann kann er zu einer absoluten Erschöpfung führen. Wenn der Stress nachlässt, wirkt sich das immer positiv auf das Essverhalten und auf das Gewicht aus.

Gerade deshalb ist es besonders wichtig, dass Sie die Hunger- und Sättigungssignale wieder erspüren lernen. Kommt es dann zu einer Stresssituation, erkennen Sie, dass es sich um keinen physischen Hunger handelt, sondern um die Ersatzbefriedigung Essen. Anfänglich ist es am sichersten, Sie lenken sich dann gezielt ab. Beispielsweise greifen Sie zum Telefon, gehen spazieren oder entspannen ganz bewusst. Das sollten Sie aber vorher geübt haben. Eine wunderbare Idee ist auch der Einsatz von ätherischen Ölen.

Rezept Aroma-Öl gegen Stress

Bei anhaltendem Stress können Sie sich eine ätherische Ölmischung herstellen aus:

- ▸ 10 Tropfen Bergamotteöl
- ▸ 10 Tropfen Jasminöl
- ▸ 10 Tropfen Myrtenöl
- ▸ 30 Tropfen Myrteöl
- ▸ 20 Tropfen Sandelholzöl
- ▸ 20 Tropfen Vanilleöl

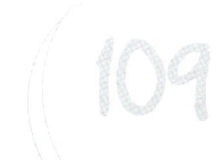

Das ergibt zusammen 5 Milliliter Öl. Diese fertige Mischung können Sie für Ihre Duftlampe verwenden. Geben Sie 10 Tropfen dieser Mischung in 50 Milliliter süßes Mandelöl und reiben Sie damit Ihre Stirn und Ihre Ohrläppchen ein. Vermengen Sie 10 Tropfen dieser Mischung mit einem halben Becher Sahne und genießen Sie bei großem Stress ein Vollbad. Mit dieser speziellen Anti-Stress-Mischung erzielen Sie eine vollkommene Entspannung und Ihr Heißhunger nach Kohlenhydraten ist wie weggeblasen.

3. Auslöser Belohnung

Wenn Sie sich mit Essen belohnen, dann sind Sie vermutlich ein sehr gewissenhafter Mensch. Selbst wenn es manchmal schwerfällt, halten Sie bis zum Schluss durch und geben bei Problemen nie auf. In dieser Zeit sind Sie nicht anfällig, weder für Stress noch für Essen. Haben Sie aber erreicht, was Sie erreichen wollten, dann folgt die Belohnung. Essen ist immer leicht verfügbar.

Sie können sich sofort etwas gönnen. Je zuckerreicher die Belohnung ausfällt, desto mehr Glückshormone werden ausgeschüttet.

Doch das Glücksgefühl endet kurz darauf in einem Tief. Denn Sie ärgern sich über den unkontrollierten Essensausbruch. Dann kann es sogar passieren, dass Sie in den Essensauslöser Stress geraten. Damit kann Belohnungsessen zu einem richtigen Teufelskreis werden.

Die Gefahr Essen als Belohnung gewohnheitsgemäß einzusetzen ist groß. Eine tägliche Belohnung für Leistungen ist keine Seltenheit. Wenn Sie merken, wie Ihr Gehirn und Ihr Körper nach Belohnung lechzen, bieten Sie sich selbst eine Alternative an. Sagen Sie sich aber auch, dass Sie sich bei Ihrem nächsten Hungersignal etwas ganz Besonderes erlauben. Freuen Sie sich darauf.

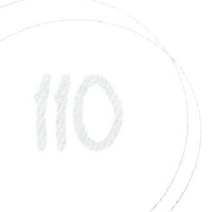

4. Auslöser Wut und Ärger

Wut und Ärger haben mit dem Botenstoff Serotonin zu tun. Serotonin sorgt für Ihr Glückempfinden. Wenn davon zu wenig zur Verfügung steht, dann verspüren Sie deutlich schneller diese Missempfindungen und reagieren ärgerlicher. Das Problem, dass Sie bei Wut und Ärger oftmals essen, liegt genau an diesem niedrigen Serotoninspiegel.

Bei einem hohen Serotoninspiegel essen Sie deutlich weniger. Liegt aber ein Serotoninmangel vor, werden Sie nicht nur schneller wütend, sondern Sie essen auch mehr. Ein serotoninförderndes Aromaöl ist das Vanilleöl. Mischen Sie es für Ihre Duftlampe mit ein paar Tropfen Mandarinenöl. Es wirkt besänftigend und beruhigend.

5. Auslöser Angst und Sorgen

Aus lauter Angst und Sorgen kann sich mit der Zeit auch eine Melancholie oder eine Depression entwickeln. Nicht selten sind auch bereits leicht depressive Menschen übergewichtig. Denn Ängste, diese negativen Gefühle, gerade wenn sie über Wochen und Monate vorhanden sind, bringen das gesamte Hormonsystem durcheinander. Dann werden wichtige Botenstoffe, die unseren Appetit und unseren Hunger im Gleichgewicht halten, nicht mehr ausreichend zur Verfügung gestellt.

Aus dieser Falle Angst kommen Sie also nur wieder heraus, wenn Sie essen. Erst dann wird das Angstgefühl gedämpft. Angst gehört nach einer Untersuchung von Professor Bruce Arnow von der medizinischen Fakultät in Stanford zu den drei Gefühlen, die den größten Einfluss auf das Essverhalten haben. Natürlich gibt es viele verschiedene Arten von Ängsten. Einige davon müssen medizi-

nisch und mit Arzneimitteln behandelt werden. Wenn Sie sich aber gerade auf eine Prüfung vorbereiten und immer wieder Essattacken bekommen, dann versuchen Sie, dieser Prüfungsangst anders zu begegnen. Auch hier empfehle ich Ihnen eine Aromaölmischung.

Rezept Aroma-Öl bei bei Prüfungsangst
- ▸ 5 Tropfen Mandarinenöl
- ▸ 2 Tropfen Rosenholzöl
- ▸ 2 Tropfen Zedernholzöl

Setzen Sie diese Mischung in Ihrer Duftlampe ein.

6. Auslöser Liebe und Zuneigung

Viele Patienten haben in ihrer Kindheit die elterliche Liebe mit dem Essen in Verbindung gebracht. Das liegt daran, dass es unüblich war, elterliche Zuneigung zu zeigen. Aber es war immer genug Essen vorhanden. Damit wurden die Liebe und die Fürsorge bewiesen. Diese Menschen verbinden heute noch Liebe mit dem Essen. Der Satz „Liebe geht durch den Magen" gilt deshalb immer noch.

Das bedeutet, wenn etwas gekocht wird oder wenn zum Essen eingeladen wird, dann sind das Glücksgefühle. Diese Glücksgefühle werden rein durch das Essen ausgelöst. Vor lauter Liebe und Zuneigung wird dann wesentlich mehr gegessen oder überhaupt gegessen, obwohl keine Hungersignale vorhanden waren. Wenn Sie das nächste Mal eingeladen sind oder extra für Sie gekocht wurde, fragen Sie sich, ob auch Hungersignale vorhanden sind.

Wenn Sie diese nicht spüren, dann lassen Sie sich nicht zum Essen überreden. Als intuitiver Esser dürfen Sie im Notfall auch mal zu einer Ausrede greifen. Denn es geht schließlich um Sie und Ihre Empfindungen.

7. Auslöser Harmonie

Sie essen gern in Gesellschaft, fühlen sich aber durch die Gesellschaft unter Druck gesetzt? Das kann passieren, wenn Sie dazugehören und weiterhin akzeptiert sein wollen. Wenn Sie jede Einladung zu Kaffee und Kuchen ablehnen oder auf jeden Nachschlag verzichten, dann kann das zu einem massiven Stress führen. Aber denken Sie daran, in Gesellschaft wird mehr gegessen.

Achten Sie gerade dann auf Ihre Sättigungssignale. Essen Sie bewusst langsam und spüren Sie immer wieder in sich hinein. Auch in Gesellschaft haben Sie ein Recht darauf, nur das zu essen, was Sie möchten. Seien Sie stolz auf sich und gratulieren Sie sich, wenn Sie Ihr intuitives Essen auch in Gesellschaft durchführen können.

8. Auslöser Langeweile

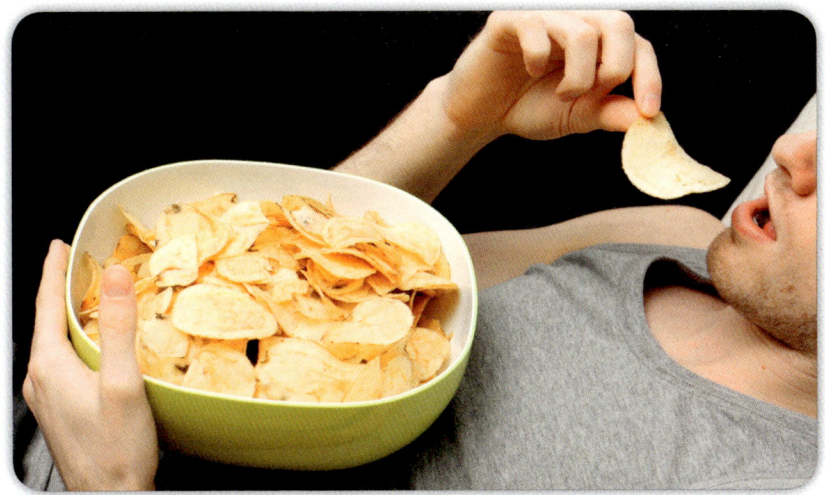

Auch wenn Sie noch so viel zu tun haben und Ihnen eigentlich nie eintönig und öde ist, ist Langeweile ein Gefühl, das häufig Auslöser für emotionales Essen ist. Gerade wenn Sie viel zu tun haben, darf keine kleinste Zeiteinheit für Eintönigkeit verschwendet werden. Trotzdem kommt es dazu. Sie erwarten Besuch. Sie haben bereits alles vorbereitet und können nun aber nichts Neues mehr anfangen, weil Sie ja nicht wissen, wann es so weit sein wird, dass Ihr Gast aufkreuzt. Genau das ist der Zeitpunkt, in dem sich Langeweile einstellt.

Diese Zeit, diese Langeweile muss überbrückt werden. Was bietet sich besser an, als etwas zu essen? Essen ist da, es kann jederzeit abgebrochen und unterbrochen werden und füllt jede kleine Zeitlücke. Ohne darüber nachzudenken, haben Sie sich ein Stück Käse aus dem Kühlschrank oder ein Stück Schokolade in den Mund geschoben. Das geht fast automatisch und in vielen Fällen tatsächlich unbemerkt.

Manuela, die Besitzerin eines griechischen Restaurants kam zu einer Ernährungsberatung in meine Praxis. Sie erklärte mir, dass sie extrem wenig isst und nicht weiß, warum sie so dick ist. Um das herauszufinden, sollte sie zunächst ein Ernährungsprotokoll führen. Sie sollte einfach alles direkt aufschreiben, was sie isst. Wichtig war, dass das Protokoll wirklich sehr zeitnah geschrieben wurde. Nicht eine halbe Stunde nachdem Manuela etwas gegessen hatte, sondern während sie kaute und schluckte.

Nach einer Woche kam sie erneut zu mir. Sie versicherte, dass sie das Protokoll einen Tag lang geführt hatte. Sie könne es mir aber nicht zeigen, weil sie entsetzt war über ihr eigenes Essverhalten. Deshalb erzählte sie es mir. Manuela hatte neben ihren drei Hauptmahlzeiten und zwei Zwischenmahlzeiten 68 Positionen auf Ihrem Ernährungsprotokoll aufgeschrieben. Das meiste aß sie ganz unbewusst aus Langeweile. In Ihrem Lokal bedient sie mittags und abends

ihre Gäste. Sie aß ein Stück Brot, wenn sie auf die Essensausgabe aus der Küche wartete, sie griff zu einem Gummibärchen, wenn sie auf die Getränke wartete, sie schob sich ein Plätzchen in den Mund, wenn sie an der Kaffeemaschine stand und darauf wartete, dass die Tasse voll war.

Völlig ohne Hunger und ohne dass es ihr bewusst war, aß Manuela eigentlich den ganzen Tag ohne Pause. Nachdem sie ihr Essverhalten analysiert hatte, beobachtete sie sich selbst. Mit diesem Wissen fing sie an, ihre „Langeweile" ohne Essen zu überbrücken. Das funktionierte wunderbar. Nur manchmal ertappte sie sich dabei, wie sie unbewusst in der Wartezeit etwas in ihren Mund schob. Jetzt konnte sie aber über sich selbst lachen und verzieh sich sofort.

Auf der Seite 175 finden Sie ein Ernährungsprotokoll. Führen Sie es ein paar Tage nur für sich selbst. Dann können Sie erkennen, ob auch Sie öfters aus Langeweile essen.

Gefahr erkannt, Gefahr gebannt können Sie sich auf jeden Fall nach Ihrer eigenen Analyse zurufen. Achten Sie zusätzlich noch auf Langeweilefallen wie:
- ▸ Fernsehabende mit einem Programm, das Sie gar nicht anspricht.
- ▸ Sonntage, die Sie ohne Plan und ohne Arbeit verbringen wollen.
- ▸ Routinearbeiten, bei denen Sie warten müssen.
- ▸ Wartezeiten bei Besprechungen.
- ▸ Wartezeiten am Telefon.

9. Auslöser Einsamkeit

Es konnte ein Zusammenhang zwischen Einsamkeit und einem emotionalen, unkontrollierten Essverhalten nachgewiesen werden. Allein lebende Menschen nehmen durchschnittlich mehr Fett auf und ihre Essenszeiten sind sehr unre-

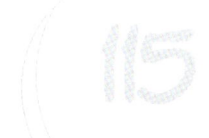

gelmäßig. Häufig wird das Essen zu einem Ersatz. Die Eintönigkeit des Alltags wird mit Essen durchbrochen. Deshalb wird in diesen Fällen nicht selten viel zu viel gegessen. Wenn Sie zu diesen Menschen gehören, dann sollten Sie zunächst versuchen, die ersten Schritte gegen die Einsamkeit in Angriff zu nehmen.

Lächeln Sie Ihre Mitmenschen an, stellen Sie bei Ihren Einkäufen Fragen und versuchen Sie in Gespräche zu kommen. Wenn Sie die ersten Schritte gemeistert haben, fallen die folgenden meist leichter aus.

Bedürfnisse richtig erfüllen

Grundsätzlich kann nur das Bedürfnis nach Essen, also der Hunger mit der Essensaufnahme erfüllt werden. Alle anderen Bedürfnisse, die Sie haben, müssen auch auf die richtige Art und Weise bedient werden. Das sind Sie sich wert. Deshalb müssen Sie Verantwortung für sich selbst und Ihre Bedürfnisse übernehmen. Gehen Sie auf sich ein. Fragen Sie sich, was Sie genau jetzt benötigen, um zufrieden und glücklich zu sein. Verwöhnen Sie sich mit den Mitteln, die Ihnen guttun. Lassen Sie zu, dass Ihre Sinne nicht nur mit Essen verwöhnt werden.

- ► Gönnen Sie sich Bewegung.
- ► Leisten Sie sich Entspannung.
- ► Versuchen Sie, zu meditieren.
- ► Lesen Sie ein Buch.
- ► Gehen Sie ins Kino.

Auf der Seite 166 finden Sie weitere Möglichkeiten und Anregungen, mit denen Sie Ihre Bedürfnisse befriedigen können. Benötigen Sie für Ihre Bedürfnisse andere Menschen, dann fragen Sie einfach nach. Wenn Ihre Mitmenschen nicht wissen, was Ihnen fehlt, dann können Sie Ihnen auch Ihre Wünsche nicht erfüllen. Wenn Sie nie gelernt haben, danach zu fragen, fangen Sie genau jetzt damit an.

Wenn Sie jetzt gerade wahrnehmen, wie oft Sie gegessen haben, um andere Bedürfnisse zu befriedigen, dann betrachten Sie nun Ihre Gefühle. Wie am Kapitelanfang beschrieben, ist es nicht immer leicht, mit Gefühlen umzugehen. Lernen Sie Ihre Gefühle kennen und sprechen Sie die aus.

Kaufen Sie sich ein schönes Tagebuch und vertrauen Sie sich zunächst selbst an. Danach beginnen Sie, Ihre Gefühle mit vertrauten Personen zu besprechen. Wenn Sie Angst davor haben, dass Ihre Gefühle Sie überrennen und sie damit nicht klarkommen werden, empfehle ich Ihnen eine Gesprächstherapie nach Rogers.

Essen bleibt wichtig

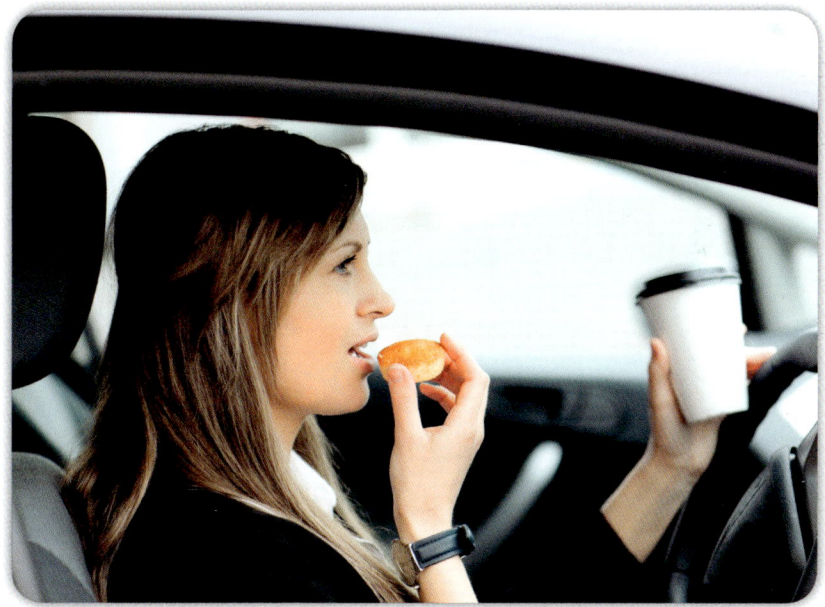

Verena kam das erste Mal in meine Praxis, weil Ihr Auto kaputt war. Sie sagte mir, sie sei von Ihrem Auto verlassen worden. Mit ihrem Auto, Verenas bester Freund, fuhr sie dreimal in der Woche in einen Supermarkt. Sie wechselte die Supermärkte durch, um unerkannt zu bleiben. In dem Supermarkt kaufte Verena Süßigkeiten und Fertigprodukte. Damit fuhr sie auf einen abgelegenen Parkplatz und aß alles gierig in sich hinein.

Das dauerte maximal eine halbe Stunde. Dann fuhr sie wieder zu ihren Eltern heim. So lebte Verena bereits seit drei Jahren. Sie hatte in der Zeit 40 Kilogramm zugenommen. Verena hat mit ihren Essgewohnheiten ihre Bedürfnisse erfüllt und ihre Probleme bewältigt. Außer dass sie zugenommen hat, ist aber nichts passiert.

Alles ist geblieben und mit dem Übergewicht sogar noch schlimmer geworden. Ihre Probleme waren:

- Eifersucht und Neid auf die schlanke und erfolgreiche Schwester.
- Sie konnte sich nicht entscheiden, welchen beruflichen Weg sie einschlagen sollte.
- Sie meinte, dass ihre Eltern die Schwester bevorzugen.
- Sie hatte keinen Freund, weil sie dachte, sie sei nicht liebenswert.

Nachdem nacheinander alle Probleme bearbeitet wurden und Verenas Bedürfnisse auf die dafür vorgesehene Art und Weise gestillt wurden, gab es keinen Grund mehr für ihre Ausflüge in den Supermarkt. Verena wurde zu einer intuitiven Esserin.

Anfangs war sie unsicher, wenn es Probleme gab, die sie ohne Essen bewältigen sollte. Mittlerweile genießt sie ihr Leben und ist so dankbar, dass ihr Auto sie verlassen hat.

9
Ihr perfekter Körper

9. Ihr perfekter Körper

Da stellt sich zunächst die Frage, was ist ein perfekter Körper? Je nachdem welchen geschichtlichen Zeitabschnitt wir betrachten, verändert sich die Einstellung. In den vergangenen Epochen war ein fülliger Körper schön und perfekt. Dicke Menschen lebten in Wohlstand und waren begehrenswert. Dünne Menschen galten in keiner geschichtlichen Ära als ansehnlich. Bis in den 60er Jahren Twiggy als Model in der Modebranche bekannt wurde. Ihr dürrer, schlaksiger Körper wurde zur Idealvorstellung vom Schönsein.

Diese Vorstellung hat sich bis heute nicht mehr geändert. Ganz im Gegenteil: schlank, schön und perfekt um jeden Preis. Das Ideal von einem Mann und besonders von einer Frau wird in der Gesellschaft völlig verfälscht. Bei Modeschauen für Übergrößen tragen die Models die Konfektionsgröße 38 bis 40. Das ist eine Größe, die normalerweise als schlank bezeichnet wird. Mittlerweile gibt es viele kritische Stimmen, die den Schlankheitswahn beenden möchten.

Sie können sofort bei sich anfangen. Seien Sie Ihre eigene Stimme gegen den Schlankheitswahn. Denn Ihre ganz besondere Attraktivität und Ihre Schönheit kommen von innen. Wenn Sie sich und Ihren Körper akzeptieren, respektieren, schätzen und annehmen, dann sind Sie der wahre Gewinner.

Lernen Sie Ihren Körper schätzen

Wer legt fest, ob nur ein dünner Körper optisch besonders ansprechend ist? Wenn der perfekte Körper eine Magerausführung mit hervorstechenden Beckenknochen und einer Lücke zwischen den Oberschenkeln ist, dann haben die meisten Menschen keine Chance jemals dorthin zu kommen. Doch tagtäglich

sehen Sie sich dieser angeblichen Perfektion gegenübergestellt. In jeder Werbemaßnahme sind genau diese Körper zu sehen. Das übt zweifelsohne einen enormen Druck auf Sie aus. Denn wenn diese Menschen aus den Medien und der Werbung so einen Körper haben, dann sollten Sie das auch hinbekommen. Aber trotz aller Diäten und Entbehrungen ist es Ihnen bis jetzt nicht gelungen, diesen gewünschten perfekten Körper zu erhalten.

Ganz im Gegenteil. Vielleicht ist es mittlerweile so, dass Sie Ihren Körper schlechtmachen, ihn verurteilen und hassen. Wenn Sie Ihren Körper aber nicht mögen, dann werden Sie auch keine große Lust haben, ihm etwas Gutes zu tun, etwas für ihn zu tun, ihn zu beschenken. Denken Sie bitte nicht, Sie kümmern sich erst um ihn, wenn Sie Ihren Körper wieder akzeptieren können.

Gerade zu Beginn des intuitiven Essens ist es schwierig, den eigenen Körper so anzunehmen und zu schätzen, wie er ist. Die Angst, dass sich dann nichts zum Positiven ändern wird, ist groß. Aber es funktioniert gerade in dieser Reihenfolge viel besser und viel schneller. Wenn Sie ungehemmt in diese neue Denksituation eintauchen können und Ihre angestrebte Körperperfektion zurückstellen, dann sind Sie auf dem besten Wege ein intuitiver Esser zu werden.

Denn beim intuitiven Essen geht es ja darum, dass Ihr Körper weiß, was Ihnen guttut. Ihr Körper sendet die wichtigen Hunger- und Sättigungssignale. Ihr Körper mit all seinen Sinnen ist zuständig für den Genuss. Genau deshalb schätzen Sie Ihren Körper.

Ganz egal, wie er momentan aussieht. Denn mit viel Liebe zu sich selbst wird er mit der Zeit so aussehen, wie Sie es sich wünschen. Vorausgesetzt natürlich, dass das Wunschdenken auch umsetzbar ist. Deshalb beginnen Sie jetzt damit, Ihren Körper wertzuschätzen und zu lieben.

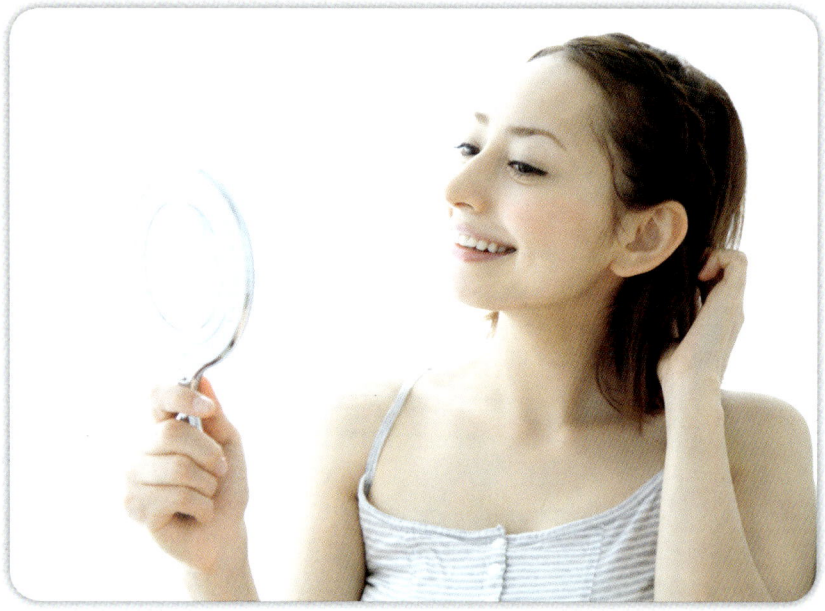

Starten Sie am besten so:

- ▸ Ziehen Sie sich Ihre Lieblings-sachen an.
- ▸ Machen Sie sich schön, als wür-den Sie groß ausgehen.
- ▸ Betrachten Sie sich dann im Spiegel.
- ▸ Lächeln Sie sich zu.

- ▸ Was gefällt Ihnen besonders gut (Ihre Augen, Ihr Mund, Ihr Lachen, Haar ...)?
- ▸ Sehen Sie dort genau hin.
- ▸ Machen Sie sich darüber Komplimente.
- ▸ Genießen Sie diese Komplimente.

Sie achten und schätzen Ihren Körper auch dadurch, dass sie ihm das geben, was er jetzt benötigt. Zum einen ist es das Essen, das Sie sich wünschen, und zum anderen sind das auch besondere Äußerlichkeiten. Früher dachten Sie daran,

dass Sie sich erst etwas gönnen, wenn Sie genügend abgenommen haben. Als Belohnung versprachen Sie sich ein neues Kleid oder ein Wellnesswochenende. Vielleicht ist es das ein oder andere Mal auch dazu gekommen, vielleicht aber auch nicht. Doch nun sollten Sie sich, ohne den geringsten Abnehmerfolg etwas gönnen, was Ihnen und Ihrem Körper guttut. Vielleicht den schon lange versprochenen Wellnessurlaub oder den weichen Schmusepulli. Versuchen Sie zu ergründen, was Ihnen jetzt als besonders angenehme Belohnung eine Freude bereiten könnte.

Es geht darum, dass Sie lernen, sich jetzt in Ihrem Körper wohlzufühlen. Dieses Gefühl sollten Sie täglich üben. Weil Sie dieses Gefühl nie hatten, müssen Sie sich etwas Zeit geben und dürfen es nicht mehr vernachlässigen. Denken Sie mindestens einmal täglich daran, dass Ihr Körper Ihnen guttut.

Dass Sie sich auf ihn verlassen können. Er hat Sie schließlich schon so lange durch Ihr Leben begleitet. Bereiten Sie Ihrem Körper deshalb täglich eine Freude. Das können luxuriöse Dusch- oder Wannenbäder sein. Cremen Sie Ihren Körper ausgiebig ein. Verwenden Sie dazu hochwertige Öle mit Ihrem Lieblingsduft. Gehen Sie in die Sauna, zum Schwimmen oder lassen Sie sich massieren.

Das ist ganz besonders dann wichtig, wenn Sie mal wieder in Ihr altes Muster fallen und sich und Ihren Körper beschimpfen. Achten Sie darauf, wenn Sie sich dabei erwischen, wie Sie sich selbst kränken und über Ihren Körper lästern. Wenn Ihnen wieder einfällt, was Sie an sich hassen, trösten Sie sich dann sofort, wie Sie ein Kind trösten würden, dem Unrecht geschehen ist. Haben Sie gerade unschön an Ihre Engelsflügel an den Oberarmen gedacht, dann cremen Sie genau diesen Bereich liebevoll ein. Auch wenn Sie diese Engelsflügel nicht besonders mögen, akzeptieren Sie sie wenigstens.

Am Anfang Ihrer neuen Körperbeziehung ist es leichter, sich besonders um die Bereiche zu kümmern, die Ihnen bereits Freude bereiten. Doch nach und nach kümmern Sie sich auch um die unschönen Bereiche. Verweilen Sie dazu an diesen Plätzen immer etwas länger. Fragen Sie sich auch, warum Sie diese Bereiche nicht mögen.

Wenn Sie beispielsweise Ihre Oberschenkel nicht mögen, weil sie dick sind und Dellen haben, dann suchen Sie etwas nettes Neues für sie. Vielleicht ist die Haut Ihrer Oberschenkel besonders weich und samtig. Dann konzentrieren Sie sich darauf und freuen sich darüber.

So werden Sie nach und nach auch Körperbereiche entdecken, die Ihnen auf eine andere Art und Weise gefallen. Zum Beispiel kleine Schönheitsflecken, besondere Hautfärbungen oder eine hübsche Behaarung. Das ist Ihnen nur vorher nie aufgefallen, weil Sie sich immer auf das Negative fokussiert haben.

Marlies, eine 40-jährige Frau mit einem eigenen Lebensmittelgeschäft kam in meine Praxis. Ihrer Schätzung nach wog sie 120 Kilogramm. Sie war schon immer dick, sie sei schon als Baby übergewichtig gewesen. Ihre erste Diät hat sie mit sechs Jahren durchgeführt. Viele Diäten kamen im Laufe der Jahre dazu. Marlies hat alles ausprobiert, was der Markt hergab. Sie wurde jedes Mal dicker. Für ihre Diäten und die Zusatzprodukte hatte sie insgesamt schon mehr als 50.000 Euro ausgegeben.

Marlies hasste ihren Körper so sehr, dass sie ihren Spiegelschrank im Schlafzimmer mit Stoff verhängt hat, um sich niemals mehr nackt sehen zu müssen. Auch ihr Mann durfte sie nicht mehr nackt oder in Unterwäsche sehen. Sie fand sich unzumutbar. Deshalb war ihre letzte Chance das intuitive Essen. Marlies lernte als Erstes ihren Körper zu mögen. Nachdem sie sich ihr Leben lang vor sich

selbst geekelt hatte, dauert das eine ganze Zeitlang. Nach knapp einem Jahr nahm Marlies die Stoffbahnen von ihrem Schlafzimmerschrank ab. Ein halbes Jahr später ging sie zum ersten Mal in die Sauna. Mit dem intuitiven Essen hat Marlies bereits 30 Kilogramm verloren.

Gewogen hat sie sich in einer Arztpraxis, weil sie keine Waage mehr hat. Jetzt fühlt sich Marlies wohl in ihren Körper. Sie mag ihren Körper und sie mag alles an ihm. Ob sie jetzt noch weiter abnimmt oder so bleibt, ist ihr egal. Marlies ist gesund und sie ist glücklich.

Befreien Sie sich von Zwängen und Vorgaben

Jeder Mensch ist einzigartig. Jeder Mensch auf dieser Welt kann anhand seines Fingerabdrucks identifiziert werden. Aber für das Normalgewicht aller Menschen gibt es einen Standard, in dem alle hineingezwängt werden. Das ist der sogenannte Body-Mass-Index.

Dazu benötigen Sie Ihre Körpergröße und Ihr Gewicht. Viele Diäthaltende und Dauerabnehmer haben nicht nur eine normale Waage, sondern sogar eine sogenannte Fettwaage. Diese bestimmt nicht nur das Körpergewicht, sondern auch noch den grausamen Fettanteil Ihres Körpers.

Als intuitiver Essen benötigen Sie nie mehr ein Körpermessgerät. Aber auch andere Zwänge fallen weg. Das haben Sie nicht mehr nötig. Sie haben es beispielsweise nicht mehr nötig, sich mit anderen Menschen zu vergleichen. Egal ob diese nun schlank sind und Sie gern diese Figur hätten oder ob sie dick sind. Denn mit dieser Vergleichskontrolle beurteilen Sie sich und andere Menschen. Diese übernommenen Vorurteile schaden Ihnen und natürlich auch den anderen.

Das sind Vorurteile, die Ihnen und Ihrem Körper schaden:

- Dicke Menschen haben einen schwachen Willen.
- Dicke Menschen sind langsam.
- Dicke Menschen sind faul.
- Dicken Menschen fehlt die Kontrolle.
- Dicke Menschen riechen unangenehm.
- Dicke Menschen sind nicht erfolgreich.
- Schlanke Menschen sind gesund.

- Schlanke Menschen treiben Sport.
- Schlanke Menschen sind erfolgreich.
- Schlanke Menschen sind angenehm.
- Dünne Menschen sind magersüchtig.
- Dünne Menschen sind krank.
- Dünne Menschen sind nervös.

Diese Kontrollmechanismen, Zwänge und Vorgaben können Sie als intuitiver Esser für immer vergessen.

Sind schlanke Menschen glücklicher?

Schlanke Menschen sind glücklicher. Das will uns die Nahrungsmittelindustrie weiß machen. Sie hat es auch geschafft. Denn viele Menschen verbringen viel Zeit und verbrauchen viel Energie und Geld, um schlanker zu sein. Die Menschen, die es geschafft haben mit der einen oder anderen Diät schlank zu werden, sind glücklich.

Mit dem Verlust des Gewichts wurden sie glücklich, gesund und erfolgreich. Das beweisen Ihnen die Vorher-Nachher-Bilder von Diäthaltenden. Mit dieser Einstellung verdienen die Nahrungsmittelindustrie und viele Diät- und Ernährungsexperten viel Geld. Aber weder Glück, Gesundheit oder Erfolg stehen in einem Zusammenhang mit dem Schlanksein. Das Gewicht hat keinen Einfluss

darauf. Es wurde Ihnen eingeredet. Sie können nur glücklich sein, wenn Sie sich annehmen, wenn Sie sich und Ihren Körper schätzen und ihm das geben, was er benötigt.

Das ist Ihr Idealgewicht

Am Ende der ersten Ernährungsberatung frage ich meine Patienten, was sie sich wünschen. In den meisten Fällen höre ich, dass sie ihr Wunschgewicht erreichen wollen. Ein Gewicht, das sie früher einmal hatten, bevor sie mit den Diäten begonnen haben oder ein Gewicht, mit dem sie sich sehr wohl gefühlt hatten. Wie oben beschrieben, gehören für viele Menschen das Wunschgewicht und das Glücklichsein sein zusammen.

Oft werde ich auch gefragt, welches Idealgewicht ich bei ihnen passend fände. Aber niemand kann für eine andere Person das Idealgewicht festlegen. Ein Idealgewicht ist auch für jeden Körper anders. Die Zusammensetzung von Muskeln, Fett und Körperflüssigkeiten ist bereits ausschlaggebend für das Körpergewicht.

Ein Sportler, der viel Muskelmasse und einen geringen Fettanteil hat, wird immer viel mehr wiegen, als es nach dem Body-Mass-Index für ihn optimal wäre. Oftmals gehören schlanke Sportler dort bereits zu den übergewichtigen oder adipösen Menschen. Menschen, die von Natur aus eher kräftige und kurze Extremitäten sowie einen breiteren Körper haben, haben ebenfalls viel früher einen überhöhten BMI, ohne übergewichtig zu sein. Dabei geht es weder um ein Übergewicht noch um ein Untergewicht.

Wichtig ist nur, dass Sie sich wohlfühlen. Nachdem Sie nun keine Waage mehr haben, können Sie Ihr richtiges Gewicht auch nicht mehr kontrollieren. Als intuitiver Esser und intuitiver Mensch spüren Sie Ihr Wohlfühlgewicht.

Das muss auch nicht jeden Tag gleich sein. Manchmal fühlen Sie sich wohler in Ihrer Haut und in Ihrem Körper, wenn Sie ein Kilogramm mehr haben.

Gesundgewicht statt Traumfigur

Der perfekte schlanke Körper ist ein Traumbild, ein Trugbild. Nur sehr wenige Menschen haben von Natur aus einen perfekten Traumkörper. Die meisten Menschen müssen viel dafür tun, um das zu erreichen. Oftmals auch mit negativen Auswirkungen auf ihre Gesundheit. Deshalb sollte Ihr Idealgewicht das Gewicht sein, mit dem Sie gesund sind und gesund bleiben können. Sie müssen sich von Ihrer Traumfigur verabschieden.

Das haben Sie ja auch mit den ganzen Diäten nicht geschafft, die Sie bereits durchgeführt haben. Beim intuitiven Essen geht es nur darum, dass es Ihnen gut geht, dass Ihr Körper alles bekommt, was er braucht, um gesund und glücklich zu sein. Viel zu viel Zeit haben Sie damit verbracht, hinter Ihrem Traum herzujagen. Dieses Tor wird sich nun für immer und ewig schließen.

Wenn eine Tür zufällt, wird sich eine andere öffnen. In diesem Fall ist es wie ein neues Leben. Sie werden das Körpergewicht und die Figur bekommen und erhalten, die Sie mit dem intuitiven Essen und einer angemessenen Bewegung erreichen können. Dafür geben Sie den Kampf gegen Ihren Körper auf. Den Kampf gegen Ihre Gesundheit und den Kampf gegen sich selbst. Statt Selbstverachtung, Minderwertigkeitsgefühle, Scham und Ekel werden Sie spüren, wie Sie Ihren Körper und sich mögen. Sie werden mit dem richtigen Essen genießen und dafür sorgen, dass sich Ihr Leben qualitativ verbessert. Statt einer angenommenen Traumfigur werden Sie wieder beneidenswert an Ihrem eigenen Leben teilhaben. Ihr Idealgewicht wird Ihr Gesundgewicht sein. Damit haben Sie endlich wieder Spaß im Leben.

10. Die richtige Nahrungsqualität

10. Die richtige Nahrungsqualität

Zunächst sei gesagt, es geht nicht um eine Einschränkung des bisher gesagten. Als intuitiver Esser orientieren Sie sich nicht an den Nährwertinformationen, die Sie auf den Etiketten der Nahrungsmittel finden.

Sie versuchen erst gar nicht, Ihr Essen in gut und schlecht einzuteilen oder in gesund und ungesund. Denn das wissen selbst die Experten oft nicht. Der einzige Experte für Ihr Essen sind ab sofort Sie. An dieser Stelle geht es um Informationen über die für Sie beste Essensqualität.

Die Werbung mit der Angst

Die Werbung zeigt uns täglich, welche Nahrungsmittel gesund sind. Wenig Fett, viele Vitamine, viele Nährstoffe, wenig Kalorien, das sind die Fakten, an denen sich Verbraucher orientieren sollen. Das kommt Ihnen bestimmt von vielen Diätvorschriften bekannt vor. Je optimaler die Zusammensetzung ist, umso höher soll die Qualität sein.

Mit diesen Tatsachen, die teilweise mit wissenschaftlichen Studien untermauert sind, ist die Weltbevölkerung aber nicht gesünder geworden, sondern es gibt immer mehr Krankheiten. Viele Aussagen sind auch widersprüchlich oder verändern sich von Zeit zu Zeit. Galt beispielsweise früher die Butter als gesund, wurde es später die Margarine und nun liegt die Butter wieder vorn.

Ein Patient sagte letztens zu mir, dass er jetzt unbedingt zum Herzspezialisten gehen muss, weil er jahrelang Margarine auf sein Frühstücksbrötchen geschmiert hat. Er hat Angst, dass sein Herz dadurch Schaden genommen hat.

Eigentlich mag er keine Butter, doch er ist auf die fettarme Variante umgestiegen. Denn die soll besonders gesund sein. Die Angst allein entscheidet, was er isst. Dabei achtet er weder auf seine Intuition und schon gar nicht auf seinen Geschmack. Der Mann bekommt aber von seinem Frühstücksbrötchen weder einen Herzinfarkt noch kann er sich damit davor schützen.

Doch die Forschungsergebnisse, die in den Medien vorgestellt werden, erwecken diesen Eindruck. Wenn Sie sich aber Sorgen machen, dass bestimmtes Essen Ihnen schaden könnte, dann können Sie nicht mehr intuitiv auswählen. Im Grunde ist es aber so, dass kein Essen, keine Speisen und keine Nahrungsmittel die Macht und die Kraft haben, Sie krank zu machen. Als intuitiver Esser haben Sie die Freiheit alles zu essen, was Sie sich wünschen.

Wenn Sie gelernt haben aus dem Vollen zu schöpfen und nicht nur bei einigen wenigen Produkten zu bleiben, dann gilt das Ihr Leben lang. Allerdings besteht diese Tatsache nur, wenn Sie gesund sind und noch nicht an chronischen Krankheiten oder an Nahrungsmittelallergien leiden.

Entdecken Sie Ihre Qualität

Das Beste ist gerade gut genug für Sie und Ihren Körper. Doch was ist das? Es ist immer genau das, was Sie jetzt mögen, was Ihnen jetzt guttut. Da Sie das Essen intuitiv einsetzen und dabei Ihre fünf Sinne befriedigen, wird das immer etwas Anderes sein. Denn Sie essen ja nur noch, wenn die Hungersignale Sie erreichen.

Sie essen nicht mehr aus anderen Bedürfnissen heraus. Wenn Sie sich mit dem intuitiven Essen auseinandergesetzt haben, dann werden Sie mit der Zeit staunen, was Ihre Körperintuition alles weiß. Vertrauen Sie Ihrem Körpergefühl.

Denn Ihr Körper und Ihr Geist wollen gesund bleiben. Dazu benötigen Sie keine Ernährungsvorschriften, Informationen und Ratschläge.

Gesundes Essen für einen gesunden Körper und einen regen Geist

Es gibt allgemein bekannte Standards in der Ernährung. Diese gelten und galten schon immer. Sie heißen Vielfalt, Ausgewogenheit und Maßhalten. An nichts Anderes halten Sie sich, wenn Sie sich intuitiv ernähren.

Oftmals ist es aber gerade am Anfang ein Problem Obst, Gemüse und Salate wirklich zu mögen. Das liegt daran, dass Sie genau diese Lebensmittel in jeder Diät essen mussten. Natürlich wissen Sie, dass Obst, Gemüse und Salat gesund sind.

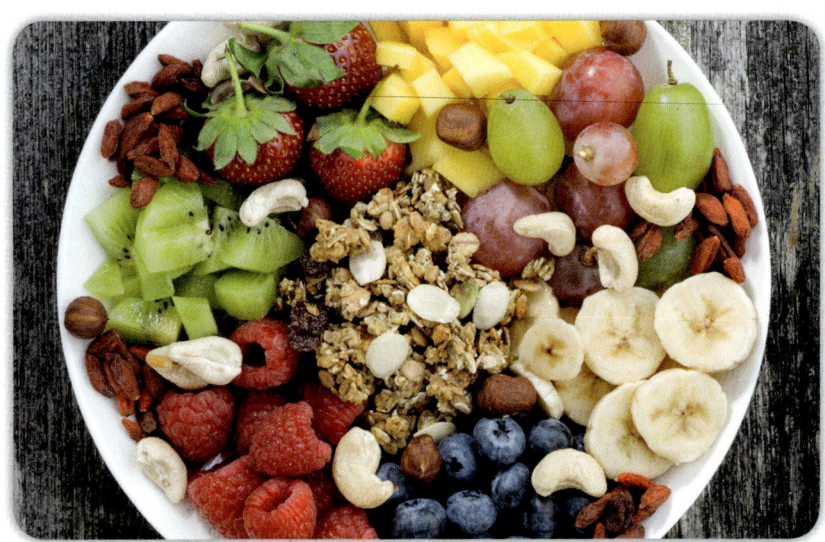

Gerade in diesen Produkten finden Sie die sekundären Pflanzenstoffe, die für die Menschen so wichtig sind. Sekundäre Pflanzenstoffe, auch Phytamine genannt, sind Substanzen, die ausschließlich von Pflanzen in deren Stoffwechsel gebildet werden. Früher dachte man, dass alle Phytamine für uns Menschen schädlich sind.

Heute weiß man, dass fast sämtliche bisher bekannten 30.000 Phytamine für die menschliche Gesundheit sehr förderlich sind. Anfang 1990 konnten amerikanische Wissenschaftler beweisen, dass Menschen, die viel Obst und Gemüse essen ein wesentlich geringeres Risiko hatten, an Krebs zu erkranken. Die Pflanzen bilden einige diese Phytamine, um sich vor Schädlingen zu schützen.

Andere sekundäre Pflanzenstoffe dienen als Duft-, Farb- oder Lockstoffe oder sind pflanzeneigene Hormone. Im menschlichen Organismus stärken sie das Immunsystem, schützen vor freien Radikalen, wirken verdauungsfördernd oder können Krankheitserreger abtöten. Dieses Wissen können Sie getrost in Ihre intuitive Ernährungsweise einbauen. Welches Obst, welches Gemüse und welcher Salat Ihnen schmeckt und Sie gern essen mögen, das entscheiden Sie intuitiv. Denn gerade bei diesen Produkten ist die Auswahl am größten. Nehmen Sie das Phytamin Flavonoid. Ein Pflanzenfarbstoff, von dem heute über 6.500 verschiedene Verbindungen bekannt sind.

In Ihrem Körper haben die Flavonoide folgende Eigenschaften:
- ▶ Sie können das Wachstum von Bakterien und Viren hemmen.
- ▶ Sie können die Zellen vor freien Radikalen schützen.
- ▶ Sie können entzündungshemmend wirken.
- ▶ Sie können die Blutgerinnung positiv beeinflussen.
- ▶ Sie können vor Herzinfarkt schützen.
- ▶ Sie können vor Krebs schützen.

Vielleicht sagen Sie jetzt, ja das möchte ich alles. Wo finde ich diese?

Die Top-15-Lebensmittel, die Flavonoide enthalten

- Auberginen
- Roten Zwiebeln
- Rötlichen Salaten
- Rotkohl
- Radieschen
- Paprika
- Tomaten
- Rote Bete

- Äpfel
- Kirschen
- Blauen Trauben
- Pflaumen
- Zwetschgen
- Erdbeeren
- Heidelbeeren

Die Möglichkeit, dass in dieser Liste Lebensmittel stehen, die Sie gern mögen, ist groß. Sicherlich werden Sie deshalb öfters Flavonoide zu sich nehmen und dabei die positiven Eigenschaften einfach mitessen. Ähnlich verhält es sich mit den vielen anderen Phytaminen, wie die Carotinoide. Deren bekannte positive Wirkungen sind:

- Immunstärkend
- Antioxidativ (wirkt gegen freie Radikale)
- Antikanzerogen (wirkt gegen Krebs)

Sie sind in fast allen roten, gelben und grünen Gemüse-, Salat- und Obstsorten finden. Von der Karotte und dem Kürbis über den Spinat und dem Fenchel bis zur Mango und der Aprikose. Als intuitiver Essen brauchen Sie aber überhaupt nicht an die Phytamine zu denken, sondern nur daran, was Sie gern genießen möchten.

Dabei sind viele Phytamine noch gar nicht bekannt. Die Forscher gehen von 100.000 verschiedenen Phytaminen aus, die es noch zu entdecken gibt. Sicherlich

spüren sie dort noch viele andere positive Eigenschaften für die Menschheit auf. Wenn Sie eine große Vielfalt an Obst und Gemüse essen, nutzen Sie diese positiven Effekte bereits jetzt.

Was Sie sonst noch wissen sollten

Natürlich liegt mir eine gesunde Ernährung am Herzen. Aber wie bereits gesagt wird sich das bei jedem intuitiven Esser nach einiger Zeit von selbst einstellen. Trotzdem sollen Sie verinnerlichen, dass Sie kein Nahrungsmittel mit einem Minuszeichen versehen. Sie dürfen und sollen alles essen. Bringen Sie alle Ihre Lebensmittel in besonders schmackhaften Zubereitungsarten unter. Solche Speisen, die Sie in jeder Diät vermeiden mussten, können dazu beitragen, dass Ihre Essensvielfalt, die Sie täglich zu sich nehmen, nochmals steigt. Das ist wünschenswert. Denn je größer die Auswahl, desto schneller werden Sie sich nicht nur intuitiv, sondern auch noch ausgewogen und zugleich gesund ernähren. Ich stelle Ihnen deshalb noch einige Möglichkeiten vor.

1. Natürliche Lebensmittel

Darunter verstehe ich Lebensmittel, die nicht verarbeitet sind und für die Sie keine Werbung entdecken können. Es handelt sich um die bereits beschriebenen Sorten von Obst, Salat und Gemüse – also um die unendliche Vielfalt, die Sie in der Obst- und Gemüseabteilung in jedem Supermarkt oder Naturkostladen finden. Lassen Sie sich in Kochbüchern inspirieren, was Sie damit alles zubereiten können.

Es ist fast grenzenlos. Zu den natürlichen Lebensmitteln gehört auch das Getreide. Wenn Sie das mit den üblichen Low-Carb oder Eiweißdiäten bisher gar nicht eingesetzt haben, dann probieren Sie es aus. Getreide in Form von einem

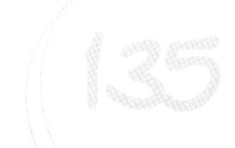

saftigen Risotto, einer sahnigen Pasta, einer luftigen Quiche oder eines krusti-
gen Vollkornbrötchens können Ihren ganzen Körper mit Freude erfüllen.

Vergessen Sie nicht die Kartoffeln. Sie sind nicht nur dankbare Knollen, sondern Sie können einzigartige Speisen damit zaubern. Jetzt dürfen Sie ja alles
essen. Weder die beliebten Bartkartoffeln noch der Kartoffelsalat ist tabu.

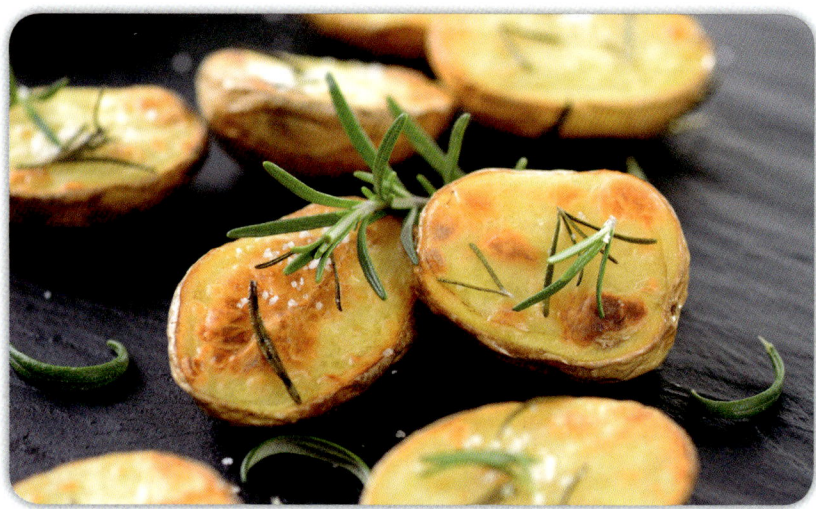

Erinnern Sie sich an Ihre Lieblingsspeisen aus Ihrer Kindheit. Bei den meisten
meiner Patienten gehören Kartoffeln dazu. Viel zu lange mussten Sie vielleicht
darauf verzichten.

2. Lebenswichtige Fette

Immer wieder werden Fette als gesundheitsfeindlich eingestuft. Dabei sind
Fette lebenswichtig, denn nur hier sind die fettlöslichen Vitamine enthalten. In

der intuitiven Ernährung sind Fette deshalb so wichtig, weil sie als Geschmacksträger dienen. Setzen Sie Fette in Form von wertvollen Pflanzenölen, wie Olivenöl, Leinöl oder Sonnenblumenöl, Sahne, Nüsse und Mandeln ein. Sie sind ein Freund von Nussmusen, haben sich das aber immer versagt, dann probieren Sie nun Cashew-mus oder Erdnussmus.

3. Tierisches und pflanzliches Eiweiß

Vermutlich kennen Sie sich mit diesen Nahrungsmitteln gut aus. Aber wenn Sie jetzt einen Joghurt essen wollen, dann können Sie auch zu dem fettreichen greifen. Auch hier gilt Fett als Geschmacksträger. Probieren Sie die fettreichen Milchprodukte aus. Weitere Eiweißprodukte sind Fisch, Meeresfrüchte, Fleisch, Eier und Käse. Auch Hülsenfrüchte, wie Linsen, Bohnen und Erbsen gehören dazu.

4. Industriell verarbeitete Nahrungsmittel

Diese Abteilung ist selbstverständlich beim intuitiven Essen ganz und gar nicht verboten. Sie sollten aber wissen, dass, je weiter ein Lebensmittel verändert wurde, desto mehr Zucker, Salz und minderwertige Fette enthält es. Oftmals werden auch rein synthetische Nahrungsmittel eingesetzt, um den Preis niedrig zu halten. Bei einer billigen Fertigpizza werden Sie vermutlich keinen hochwertigen Mozzarella finden, sondern einen Kunstkäse.

Gesund mit Genuss

Wenn Sie ein bestimmtes Wissen über die Ernährung und die einzelnen Produkte haben, dann ist die Gefahr zunächst groß, dass Sie nicht intuitiv Ihr Essen auswählen, sondern bewusst – bewusst gesund. Das ist nicht weiter schlimm,

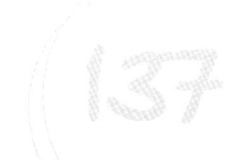

wenn der Genussfaktor an erster Stelle stehen bleibt. Wenn Ihr genussvolles, intuitives Essen auch noch gesund ist, dann ist es perfekt. Allerdings nur, wenn es keine Negativbelegung von einzelnen Nahrungsmitteln und Speisen gibt und keine Entbehrungen daraus entstehen. Haben Sie sich intuitiv für eine gesunde Variante entschieden, dann fragen Sie sich:

1. Freue ich mich wirklich auf den Geschmack dieses Essens?
2. Ist dieses Essen genau das, was ich mir jetzt wünsche?
3. Wenn ich dieses Essen jetzt nicht hätte, was würde ich mir dann aussuchen?
4. Wäre mir diese Essensvariante lieber?

Wenn Sie sich ganz klar, trotz der Nachfragen für ein gesundes Essen entscheiden, dann machen Sie das. Wenn Sie eigentlich etwas ganz Anderes essen wollen, dann genießen Sie die Variante – was immer das auch ist. Nach einiger Zeit des intuitiven Essens werden Sie diese Fragen nicht mehr benötigen. Dann können Sie sich auf Ihren Körper verlassen.

Denn bedenken Sie: Nur wenn Sie genau das Essen bekommen, das Sie benötigen, werden Sie glücklich und zufrieden sein – vermutlich auch gesund.

11

Bewegung und Sport

11. Bewegung und Sport

Es gibt viele Gründe, warum Menschen sich bewegen und Sport treiben und genauso viele, warum sie es nicht tun. Über 40 Prozent der deutschen Bevölkerung treiben weder Sport noch bewegen sie sich. Vielen fehlt dazu einfach der Antrieb. 2010 ergab die Auswertung des DKV-Reports „Wie gesund lebt Deutschland" eine genaue Motivationsgrundlage, um Sport zu treiben. Fast 70 Prozent würden gern Sport treiben und sich bewegen, wenn Freunde mitmachen würden.

Bei fast genauso vielen Befragten spielt das Wetter eine tragende Rolle. Daran sollte die Bewegung aber eigentlich nicht scheitern, denn es gibt ja viele Bewegungsmöglichkeiten, die drinnen ausgeführt werden können. Bei der Studie an der 16.000 Sporttreibende teilnahmen war das meistgenannte Argument Sport zu treiben, der notwendige Bewegungsausgleich. Ein Bewegungsausgleich zum täglichen Sitzen und der täglichen Unbeweglichkeit.

Als weitere Gründe Sport zu treiben wurden aufgezählt:
- Gesundheit
- Entspannung
- Wohlfühlen
- Stressabbau
- Gruppensport
- Leistung
- Anerkennung

Auch wenn uns Oscar Wilde, der irische Schriftsteller mitteilte, dass er alles in der Welt tun würde, um seine Jugend wieder zu erlangen, außer Sport zu treiben, früh aufzustehen oder anständig zu sein, wissen wir es doch eigentlich viel besser. Doch das Wissen allein bringt noch niemanden dazu, sich zu bewegen. Gerade wenn der Sport und die Bewegung keinen guten Eindruck hinterlas-

sen haben. Wenn Sport und Bewegung nur dazu nötig waren, um zusätzlich Kalorien zu verbrennen. Wenn besonders Sport- und Bewegungsarten danach ausgesucht wurden, welche am schnellsten und besten Körperfett abbauen. Haben Sie während der Diät ein Sportprogramm absolviert, weil es Teil der Maßnahmen war, dann hat Sport einen besonders negativen Nachgeschmack. Denn anstrengender und leistungsfordernder kann Sport während einer Abnehmphase gar nicht sein.

Oft wurde dann mit dem Ende der Diät oder auch mit dem Abbruch der Diät das Sportprogramm wieder aufgegeben. Deshalb wurden gerade Diäthaltende oftmals zum Sportmuffel. Die vorgeschriebenen Sporteinheiten wurden mit knirschenden Zähnen eingehalten und man war froh, wenn die Zeit um war.

Wenn Sie dazu zählen, dann machen Sie sich jetzt nicht wieder Vorwürfe. Sie sind daran nicht schuld. Sie können nichts dafür, dass Sie Bewegung vermeiden und Sport nicht mögen. Bewegung und Sport müssen so in den Alltag eingebaut sein, dass sie keine Last sind, sondern mühelos stattfinden können. Es soll Spaß machen und Freude bringen.

So bauen Sie die Bewegung in Ihren Alltag ein

Ihr Körper ist für Bewegung ausgelegt. Er ist dafür gebaut, tagelang auf der Suche nach Nahrung über Felder und Wiesen, über Waldböden und Steine zu laufen. Das bedeutet, der Körper wird täglich mehrere Stunden lang in der Natur und an der frischen Luft bewegt. Von dieser täglichen Bewegungseinheit sind wir weit entfernt.

In den wenigsten Fällen verträgt sich das mit Ihrem Alltag. Dabei stellt die Bewegung für alle Ihre Muskelgruppen einen optimalen Reiz dar. Fehlende Be-

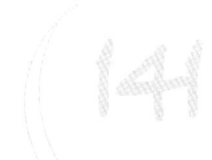

wegung kann in Ihrem Körper eine schleichende Vergiftung hervorrufen. Dadurch ist die Sauerstoffaufnahme in den Muskeln und in anderen Organen wie dem Herz reduziert, der Stoffwechsel verlangsamt sich. Wenn Sie sich wieder ausreichend bewegen, werden alle Körperbereiche erneut angeregt.

Stresshormone können abgebaut werden und dafür werden Endorphine, sogenannte Glückshormone ausgeschüttet. Das kann aber nur dann passieren, wenn Sport für Sie keine Qual ist. Deshalb beginnen Sie erst mental, sich mit dem Thema Sport und Bewegung auseinanderzusetzen. Stellen Sie sich vor, Sie hätten gerade Sport getrieben und kommen nun verschwitzt und erschöpft nach Hause.

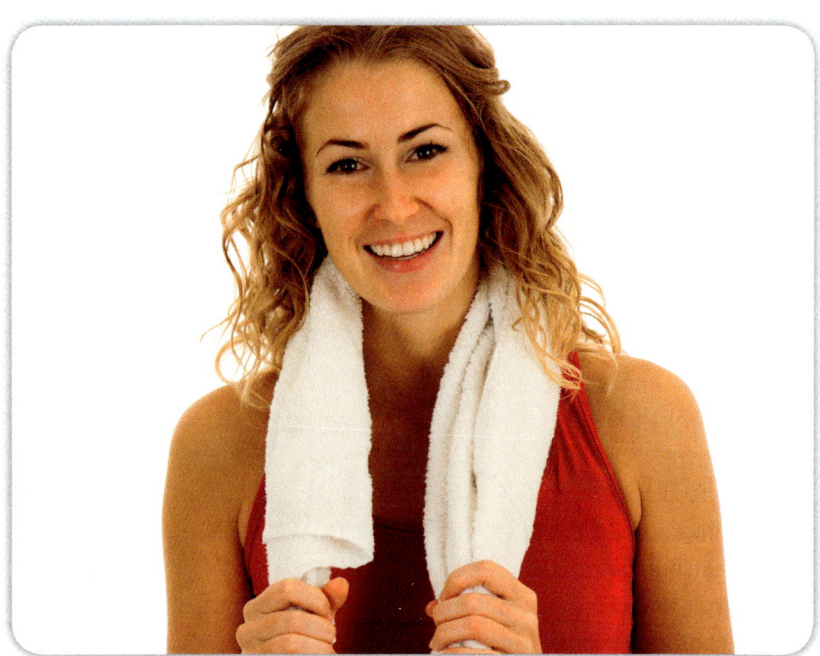

Das könnten Sie dabei sehen und fühlen:
- ▶ Ihre Haut ist schön durchblutet, leicht rosa.
- ▶ Ihre Augen sind klar und Sie sehen besser.
- ▶ Momentan sind Sie zwar erschöpft, doch auch energiegeladener.
- ▶ Ihr Stressfaktor ist niedriger als vor dem Sport.
- ▶ Ihre Sorgen sind etwas kleiner geworden.
- ▶ Sie freuen sich auf einen erfrischenden Schlaf.

Wenn diese Erkenntnisse Sie beglücken können, dann sind Sie auf dem besten Weg, Ihren gedachten Sport auch reell umsetzen zu können. Fangen Sie aber ganz vorsichtig an. Vermutlich bewegen Sie sich im Alltag bereits, sehen das aber bisher nicht als Sport.

Zählen Sie deshalb ab sofort folgende Bewegungen zu Ihrem täglichen Sport-programm:

- ▶ Gehen, besonders zügiges Gehen.
- ▶ Hausarbeit zum Beispiel Bügeln, wie Bügeln, Wäsche aufhängen, Fenster putzen, Staubsaugen, Abspülen, Staubwischen
- ▶ Treppensteigen – jede Treppe zählt
- ▶ Gartenarbeit; zum Beispiel Laub kehren, Sträucher schneiden, Rasen mähen, Rechen, Unkraut zupfen
- ▶ Fahrrad fahren

Rechnen Sie die täglichen Bewegungszeiten zusammen. Wenn Sie auf 30 Minuten kommen, dann wäre das als Ihr persönliches Tagesprogramm ausreichend. 30 Minuten liegen zwar an der unteren Grenze, aber für den Anfang ist das völlig akzeptabel. Versuchen Sie nun Ihre Aktivitäten auszuweiten. Eine wunderbare Anregung sind die Bewegungen nach Feldenkrais.

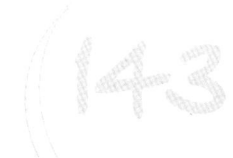

Dabei wird der Körper spielerisch beweglicher gemacht, ohne an die Schmerzgrenze zu gelangen. Versuchen Sie, statt einfach zu gehen, Ihre Fußsohlen bewusst einzusetzen. Laufen Sie ein paar Schritte auf Ihrem Innenrist, dann auf Ihrem Außenrist, auf Ihren Zehenspitzen und auf Ihren Fersen. Dann gehen Sie wieder einige Schritte normal. Wenn Sie bestimmte Abläufe nicht ausführen können, weil es schmerzt, dann richten Sie Ihre Gedanken auf diese Bewegung und laufen normal weiter.

Laut Feldenkrais ist die gedankliche Ausführung die erste Maßnahme, um zu dem Ziel zu gelangen, dass Sie diese Bewegung später doch ausführen können. Diese bewussten Bewegungsabläufe können dann tatsächlich aus einem normalen Gehen eine richtig sportliche Betätigung hervorrufen.

Eine, die auch noch wirklich Spaß macht. Steigern Sie langsam und stetig Ihre Bewegungen, setzen Sie sich aber nicht unter Druck. Vor allem beschuldigen Sie sich nicht, wenn Sie an dem einen oder anderen Tag schwächeln. Nutzen Sie die Bewegungseinheiten auch nicht dazu aus, sie für Ihr Zuviel an Essen einzusetzen. Je mehr Spaß Sie bei der Bewegung haben, umso wichtiger wird sie für Sie werden.

Die richtigen Aktivitäten für Ihren Alltag

Wenn Sie darauf achten, dass Sie sich im Alltag natürlich bewegen, mal auf das Auto verzichten, einen täglichen kleinen Abend- oder Verdauungsspaziergang einplanen, dann ist die größte Hürde bereits genommen.

Nun gibt es zusätzlich viele verschiedene Sportarten, die Ihren Alltag verschönern können. Wichtig sind dabei ein hoher Spaßfaktor und ein geringes Verletzungsrisiko, das gilt vor allem, wenn Sie untrainiert sind.

Viele meiner Patienten beginnen mit ihren ersten sportlichen Einheiten in einem Fitnessclub. Nicht selten hören sie bereits direkt nach der Einweisung durch den Trainer wieder damit auf. Die Übungen an den Geräten machen auch nicht jedem Spaß. Bevor Sie sich für einen Jahresbeitrag entscheiden, gehen Sie erst ein paar Mal dorthin und probieren es aus.

Nur wenn Sie gern in Ihr Fitnesscenter gehen und es Ihnen wirklich Freude macht mit den Geräten zu trainieren, sollten Sie einen Vertrag unterschreiben. Der Frust und der Ärger über einen wertlosen Jahresvertrag können die ganze Freude über die Bewegung und den Sport trüben. Nicht selten fehlt dann zunächst die Lust, etwas anderes auszuprobieren. Das wäre sehr schade, denn es gibt noch so vieles zu versuchen.

Wenn Sie zu den 70 Prozent der Bevölkerung gehören, die gern mit Freunden Sport treiben, dann beginnen Sie mit Sport in Gesellschaft. Ohne in einem Verein angemeldet zu sein, können Sie mit Ihrem Partner oder mit Freunden Federball oder Völkerball spielen.

Mieten Sie eine Kegelbahn oder gehen Sie zum Bowling oder zum Minigolf. Organisieren Sie eine gemeinsame Fahrradtour oder eine Wanderung. Stimmen Sie sich langsam ein und finden Sie heraus, was Sie wirklich gern mögen.

Fahrrad fahren ist die beliebteste Sportart der deutschen Bevölkerung. Seit die Elektrofahrräder Einzug gehalten haben, ist für viele Menschen das Fahrradfahren noch erfreulicher geworden.

Der Einstieg in den Radsport ist damit erleichtert worden. Sie brauchen keine Angst mehr haben, dass Sie an Steigungen scheitern. Mit Unterstützung schaffen Sie es nun spielend. Leihen Sie sich ein Elektrofahrrad aus und probieren Sie es.

Sie können sich bei Ihrem örtlichen Sportverein erkunden, welche sportlichen Möglichkeiten dort angeboten werden. Gegen einen geringen Monatsbeitrag haben Sie eine Auswahl an vielen Sportarten.

In den meisten Vereinen stehen im Programmangebot:
- ► Fußball
- ► Volleyball
- ► Basketball
- ► Tennis und Tischtennis
- ► Turnen und Gymnastik
- ► Leichtathletik
- ► Yoga, Pilates, Feldenkrais

Der Vorteil an den Sportvereinen ist, dass Sie schnell Gruppenanschluss finden. Wenn Sie bei Ihren sportlichen Betätigungen lieber allein sind, sollten Sie andere Möglichkeiten in Betracht ziehen.

Wenn Sie gern in der Natur sind, dann können Sie laufen, joggen oder walken. Der Vorteil ist, dass Sie das jederzeit machen können. Der Nachteil ist die Gefahr, mit einer Ausrede darauf zu verzichten.

Gerade wenn Sie mit Ihren sportlichen Tätigkeiten beginnen, ist es meistens noch etwas anstrengend. Deshalb rate ich Ihnen, mit einem Partner zusammen zu üben. So können Sie sich gegenseitig motivieren. Wenn Sie es gern etwas schneller und dynamischer mögen, dann probieren Sie das Inlineskating aus.

Eine relativ neue Sportart ist das Klettern und das Bouldern. Der Vorteil dieser beiden Sportarten ist die Möglichkeit, sie in der Halle und in der Natur ausüben zu können. Mittlerweile fangen bereits kleine Kinder damit an, weil hier besonders die Koordination und die Konzentration gefordert sind. Außerdem werden alle Muskelbereiche trainiert.

Sie können auch einfach zum Schwimmen gehen. Für viele Menschen ist Wasser ein Jungbrunnen. Wenn Sie Wasser gern mögen, wären vielleicht auch Kanufahren, Rudern und Stand Up Paddling etwas für Sie. Diese Möglichkeit Wassersport zu treiben, sollten Sie in Angriff nehmen, wenn Sie einen See oder einen Fluss in der Nähe haben. Es geht ja auch darum, dass Sie Ihren Sport regelmäßig trainieren können.

In vielen kleineren Städten werden wieder Tanzstudios eröffnet. Tanzen war schon immer modern und ist sportlich nicht zu unterschätzen. Probieren Sie es aus. Vielleicht wird gerade Tanzen zu Ihrem Sport, den Sie mit Freude und Lust ausüben und auf den Sie nicht mehr verzichten möchten.

Wenn Sie das nächste Mal in Ihre Sparkasse oder Ihre Bäckerei gehen, dann achten Sie auf Flyer, die dort ausliegen. Nicht selten sind darunter Angebote von privaten Trainern mit speziellen Sportarten.

Auch bei diesen ist es üblich, dass Sie zunächst eine kostenlose Probestunde erhalten. Vielleicht wäre ein Kampfsport, wie Judo, Boxen, Karate oder Taekwondo etwas für Sie? Das können Sie erst wissen, wenn Sie es ausprobiert haben.

Vergessen Sie auch nicht die Möglichkeiten des Wintersports. Eislaufen oder Eishockey können Sie in den meisten Gegenden in der Halle ausüben. Langlaufen oder das Gehen von Skitouren sind angenehme Sportarten, bei denen Sie auch die Natur genießen können.

Es ist auch in Ordnung, wenn Sie zunächst ganz für sich allein zu Hause Sport treiben möchten. Wie schon oben beschrieben, gibt es etliche Gründe, warum das so sein kann. Es ist auch ausreichend, wenn Sie dabeibleiben und grundsätzlich Ihre Sportarten zu Hause durchführen.

Eine wunderbare sportliche Betätigung, die auch in der Traumabewältigung eingesetzt wird, ist das Trampolinspringen. Dazu reicht ein kleines Trampolin von einem Meter Durchmesser. Das findet in der kleinsten Wohnung Platz.

Beim Laufen auf dem Trampolin werden alle Muskeln beansprucht, ohne dass Sie das aktiv spüren. Aber auch ohne jegliche Geräte können Sie zu Hause Übungen durchführen, die Sie bewegungsmäßig weiterbringen.

Probieren Sie diese zwei Qi-Gong-Übungen

Jede der beiden Qi-Gong-Übungen beginnt mit der Vorbereitungsphase und endet mit dem Abschluss. Dabei sind alle drei Phasen gleichberechtigt und dauern gleich lang.

Vorbereitungsphase:

1. Die bewusste Entspannung geht vom Kopf bis zu den Füßen.
2. Dabei stellen Sie sich den Himmel als Kosmos und Öffnung nach oben vor.
3. Der Kontakt zur Erde wird durch das Einkrallen der Zehen bewusst.
4. Das Dritte Auge wird entspannt.
5. Lächeln Sie mit dem Herzen.

Abschluss:

Das gesamte Qi, das während der Übung geflossen ist, muss gesammelt werden, damit man sich dieses Qis bewusst wird. Sammelpunkt ist das untere Dantien. Es liegt bei Frauen in der Mitte der Gebärmutter. Es ist ungefähr Tischtennisball groß.

Übung 1: Energiestoß

Diese Übung eignet sich, um die Vitalität zu steigern. Sie ist für viele Organe anregend. Die Füße stehen für die Vorbereitung gut schulterbreit auf dem Boden. Die Knie sind dabei leicht gebeugt. Einatmen, dabei die Hände zu Fäusten ballen und nach vorne bis zur Schulterhöhe strecken. Ausatmen dabei die Fäuste wenden, die Fingerknöchel schauen jetzt nach unten, und die Arme nach hinten, so dass sich die Fäuste jetzt neben der Taille befinden. Dabei sind die Ellenbogen angewinkelt. Die Gedanken liegen auf dem unteren Dantien und dem dortigen Qi. Die Augen schauen direkt geradeaus in die Augen eines Gegners. Die linke Faust stößt langsam und kräftig nach vorne. Dabei dreht sie sich, damit die Knöchel wieder nach oben schauen, sobald der Arm ganz ausgestreckt ist. Die Schulter folgt dieser Bewegung. Gedanklich drückt diese Faust Qi aus dem Körper nach vorne. Dieses Qi wird leuchtend abgestrahlt und versetzt dem imaginären Gegner einen kräftigen Schlag. Beim Ausatmen kehrt die Faust in die Ausgangsposition neben der Taille zurück. Die Übung mit dem anderen Arm wiederholen. Den gesamten Ablauf kann man so oft wiederholen, wie man möchte.

Übung 2: Antistress

Eine Übung, die Stress und stressbedingte Beschwerden abbaut. Die Füße stehen für die Vorbereitung gut schulterbreit auf dem Boden. Die Knie sind dabei leicht gebeugt. Einatmen, der Daumen wird von den anderen Fingern abgespreizt, die Arme heben sich bis sich die Hände 10 cm unterhalb der Taille direkt vor den Beinen befinden. Handflächen zeigen zum Boden. Ausatmen, dabei die Knie noch etwas mehr beugen und dabei das Gewicht gleichmäßig auf beide Beine verteilen. Die Energie wird dabei auf das untere Dantien gelenkt. Einatmen, dabei den Oberkörper so weit wie möglich nach links drehen. Der Kopf dreht sich mit und schaut dabei über die linke Schulter. Die Schulter

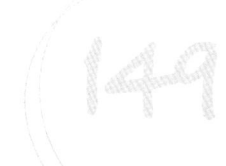

nicht anspannen. Die Position eine Sekunde lang halten. Ausatmen und dabei wieder nach vorne in die Ausgangshaltung drehen. Die Drehung zur rechten Seite durchführen. Die gesamte Übung so oft wie gewünscht wiederholen.

Sport ist lebenswichtig

Sport und Bewegung haben einen unheimlich großen Einfluss auf Ihre Gesundheit und Ihr Wohlbefinden. Gerade deshalb sollte Sport und Bewegung ganz selbstverständlich zu Ihrem Leben dazugehören. Es ist nie zu spät, mit Sport anzufangen.

Das ist Ihr besonderen Nutzen von Sport und Bewegung:
- ► Ihr Stoffwechsel wird angekurbelt.
- ► Ihr Herz und Ihr Kreislauf werden gestärkt.
- ► Ihr Cholesterinspiegel wird gesenkt.
- ► Ihr Blutdruck kann sich normalisieren.
- ► Ihr Risiko an chronischen Krankheiten zu leiden wird vermindert.
- ► Ihre Laune wird verbessert.
- ► Sie können Stress besser vertragen.
- ► Ihr Gehirn wird gut durchblutet, das verbessert die Merkfähigkeit und Lernfähigkeit.
- ► Ihre Knochen werden fester.

Mit Ihrem aktiven und sportlicheren Lebensstil können Sie die altersbedingte Abnahme von Muskelmasse wesentlich verlangsamen. Gerade wenn Sie verschiedene Sportarten betreiben, können Sie die oben angesprochenen Krankheiten minimieren oder sogar heilen und zusätzlich Ihre Beweglichkeit und Ihre Koordination schulen und verbessern. Dazu benötigen Sie eine Ausdauersportart und gymnastische Übungen. Setzen Sie dann noch Kraftsport ein, verlangsamen Sie

den Muskelabbau zusätzlich. Die Verbesserung der Knochendichte durch regelmäßiges Krafttraining wurde in einer Studie der TU München 2006 bewiesen.

Dort nahmen 69 Osteoporose Patientinnen über 12 Monate teil. 20 Frauen besuchten die zweimal wöchentlich angebotene Wirbelsäulengymnastik. Die restlichen 49 Frauen trainierten zusätzlich zweimal pro Woche mit Gewichten. Das Ergebnis zeigte eine um 13 Prozent verbesserte Knochendichte gemessen am Oberschenkelhals gegenüber der reinen Gymnastikgruppe. Damit konnte bewiesen werden, dass die Knochendichte mit Kraftsport tatsächlich wieder erhöht werden kann. Das passiert durch die Aktivierung der Osteoblasten, also der Zellen, die für die Kalziumeinlagerung in den Knochen zuständig sind. Ein weiterer Vorteil, der nur bei Kraftsport nachgewiesen werden kann, ist die Vermehrung von Myokinen. Myokine sind hormonähnliche Botenstoffe und werden nur von den Muskeln ausgeschüttet. Viele Eigenschaften dieser Botenstoffe sind noch nicht erforscht. Aber Myokine erweisen sich bereits jetzt als kleine Alleskönner. Bekannt ist mittlerweile, dass sie die Leber zum Abbau von Fettpölsterchen anregen.

Myokine senken somit das Risiko an den ganzen Folgekrankheiten von Übergewicht, wie Diabetes oder Arteriosklerose, zu erkranken. Ein ganz besonderes Myokin, das Irisin ist 2012 von Wissenschaftlern der Harvard Universität in Boston (Massachusetts, USA) entdeckt worden. Irisin löst die Umwandlung von weißen in braune Fettzellen aus. Dabei wird Energie freigesetzt, die insgesamt zu einem Gewichtsverlust führt. Auch die Neubildung von Muskel- und Blutzellen wird durch bestimmte Myokine gesteuert. Bekannt ist auch, dass viele Myokine entzündungshemmende Eigenschaften haben.

Wenn Sie wissen möchten, ob die Muskelkraft bei Ihnen schon nachgelassen hat und Sie Kraftsport in Ihren wöchentlichen Sportplan einbauen sollten, dann machen Sie einfach diesen Muskelkrafttest:

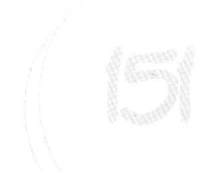

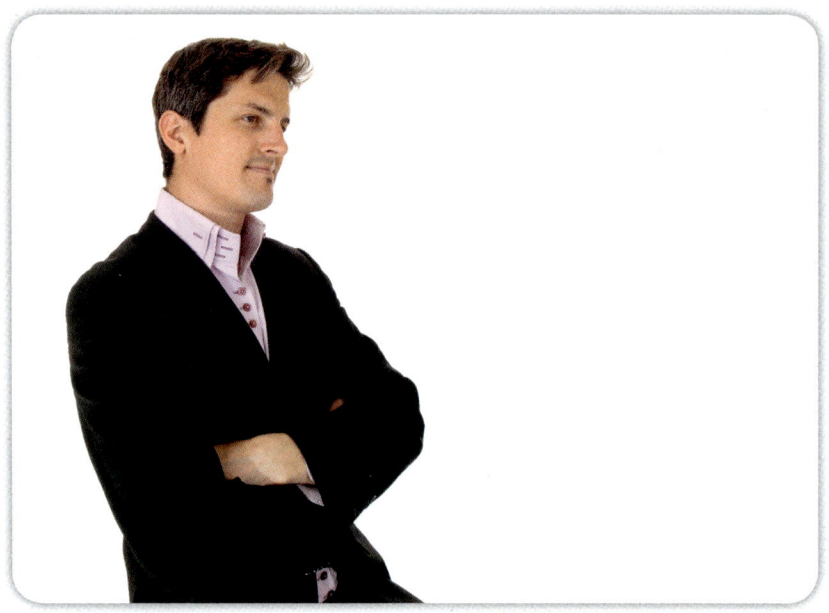

1. Setzen Sie sich auf einen Stuhl ohne Armlehnen.
2. Verschränken Sie Ihre Arme vor der Brust.
3. Stehen Sie ganz auf und setzen Sie sich wieder hin.
4. Wiederholen Sie die Übung fünfmal.
5. Messen Sie die Zeit, die Sie für diese fünf Wiederholungen benötigen.

Wenn Ihre Zeit unter zehn Sekunden liegt, dann besitzen Sie noch Ihre volle Muskelkraft. Liegt Ihre Zeit über zehn Sekunden, dann ist Ihre Muskelkraft bereits eingeschränkt. Starten Sie dann in jedem Fall mit einem Muskelaufbautraining. Auch das ist für Sie zu Hause machbar. Muskelaufbautraining könnten Klimmzüge, Kniebeugen, Ausfallschritte oder Liegestützen sein. Beginnen Sie in jedem Fall sehr vorsichtig und mit wenigen Wiederholungen.

12

Die 12 wichtigsten Fragen und die Antworten dazu

12. Die 12 wichtigsten Fragen und die Antworten dazu

Wie bei jedem neuen Wissen, das Sie sich aneignen, entstehen zusätzliche Fragen. Das sind die 12 wichtigsten und häufigsten Fragen meiner Patienten.

1. Frage: Verändert sich mein Gewicht?

Die vorsichtige Frage hängt natürlich immer davon ab, in welcher Phase Sie sich momentan befinden. Wenn Sie gerade eine extreme Diät hinter sich haben, dann werden Sie so oder so dieses Gewicht zunächst nicht halten können. Wie Sie aber schon gelernt haben, ist das auch nicht vorrangig wichtig. Ihr Körper wird sich nach und nach auf das für Sie ideale Gewicht einstellen. Wenn Sie momentan eigentlich so weit wären, dass Sie nun wieder eine Diät durchführen müssten, weil Sie abnehmen wollen, dann muss ich Sie zunächst um Geduld bitten. Diese Diät werden Sie ja jetzt nicht mehr durchführen, denn Ihr Leben soll sich qualitativ verbessern.

Deshalb haben Sie sich für das intuitive Essen entschieden. Dieses Zuviel an Gewicht wird sich erst mit der Zeit nach unten regulieren. Denn zunächst müssen Sie das intuitive Essen lernen. Die Signale, die verschüttet wurden, werden Sie wieder spüren – aber vermutlich nicht sofort. Es ist ein Prozess. Während dieser Zeit werden Sie von Ihrem Fantasiebild von Ihrem perfekten Körper mit Ihrem Traumgewicht abweichen. Sie bekommen im Laufe Ihrer Lernphase eine veränderte Sichtweise. Das heißt, Sie werden behutsam und freundlich mit sich umgehen und Ihr Trugtraumbild wird verblassen. Was bleibt, ist die Achtsamkeit, der Respekt und die Akzeptanz sich und Ihrem Körper gegenüber.

2. Frage: Wie lange dauert es, bis ich das intuitive Essen gelernt habe?

Jeder Mensch ist und isst anders. Es kommt in erster Linie darauf an, wie schnell Sie Ihre Körpersignale wieder spüren, darauf hören und sie umsetzen. Wenn Sie momentan viel Stress oder Ärger haben, sind Sie schneller abgelenkt. Die notwendige Beachtung Ihrer körperlichen Intuition braucht friedliche Zeiten und Ruhe. Die Erfüllung Ihrer Bedürfnisse, die nichts mit dem Essen zu tun haben, setzt genau das voraus.

Wenn Sie gehetzt Ihre Entspannung ausführen wollen, dann wird das nicht oder kaum funktionieren. Auf jeden Fall ist es dann zusätzlich sehr anstrengend. Haben Sie aber die notwendige Geduld und den festen Willen etwas zu ändern, dann kann es auch relativ schnell gehen. Eine Prozesszeit von zwei Monaten bis zu drei Jahren liegt in der Norm.

3. Frage: Darf ich wirklich alles essen, was ich mag?

Die Antwort lautet eindeutig: Ja. Wie oben schon gesagt, ist genau das der Schlüssel zum intuitiven Essen. Am Anfang müssen Sie bestimmt noch lernen, dass es wirklich keine Einschränkung gibt. Diese Erlaubnis, wirklich alles essen zu dürfen, wonach sich Ihr Körper sehnt, ist nicht einfach.

Vielleicht erlauben Sie sich anfangs nur eingeschränkt alles zu essen, weil Sie es im Grunde immer noch nicht glauben können, dass es keine Einschränkungen mehr gibt. Einschränkungen bedeuten aber immer Entbehrungen. Wenn Sie sich etwas lieber nicht erlauben, dann reizt Sie gerade das ganz besonders. Erlauben Sie es sich dann aber doch, dann fühlen Sie sich schuldig. Wenn Sie das merken, dann erlauben Sie es sich laut und deutlich. Es ist überhaupt nicht schlimm, wenn Sie dann zunächst mehr von den neu erlaubten Speisen essen.

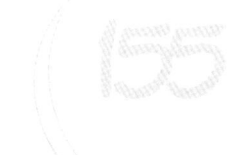

Erst wenn Sie wirklich verstanden haben, dass es diese Speisen für Sie immer gibt, sooft Sie wollen, wird sich die Gier darauf senken und Sie werden normale Portionen verlangen und dann genug haben – es ist ja schließlich immer da. Sie dürfen es immer essen. Es gibt keine Einschränkung. Je schneller Sie diesen Erlaubnisprozess wirklich erfassen, desto schneller können Sie zum intuitiven Esser werden.

4. Frage: Darf ich bei Hunger auch Süßigkeiten essen?

Süßigkeiten werden oftmals aus Bedürfnissen, wie Stress oder Ärger gegessen. Wenn Sie Ihre Hungersignale spüren und sich dann fragen, was Sie essen wollen und es kommen Süßigkeiten dabei heraus, dann ist das völlig in Ordnung. Erschrecken Sie nicht, wenn Sie bei dieser Gelegenheit mehr Süßigkeiten essen, als normal für Sie üblich. Verurteilen und bestrafen Sie sich auf keinen Fall dafür. Es kann ja sein, dass Sie so oft und lange auf Süßigkeiten verzichtet haben, dass Sie diese nun bei jeder Gelegenheit essen möchten. Gerade dann rate ich Ihnen, Süßigkeiten gezielt öfters mit in Ihren Speisenplan einzubauen. Vielleicht als Nachtisch. So kommen Sie von einem extremen Zuckerverbrauch etwas ab und können sich trotzdem immer Ihre Süßigkeiten genehmigen.

5. Frage: Wenn ich nur Ungesundes esse, werde ich dann nicht krank?

Wenn Sie sich die Freiheit erlauben zu essen, was Sie wollen, kommen Sie mit der Zeit auf eine sehr ausgewogene Ernährung. Denn Ihr intuitiver Körper weiß ja sehr wohl, was gut für ihn ist und was er benötigt, um gesund und fit zu bleiben. Allerdings alles unter dem Aspekt Genuss und Geschmack.

Wenn sich Ihre Einstellung zum Essen gewandelt hat, dann werden Sie feststellen, dass ein großer Teil Ihrer Ernährung eher gesund ist. Für viele intuitive Esser

ist eine bunte Salatschüssel mit einem schmackhaften Dressing eine absolute Bereicherung. Sie lieben es.

Als Diäthaltender ist das kaum vorstellbar. Da lässt Ihnen die Vorstellung von einem Teller Spaghetti mit Tomatensoße oder einer Pizza das Wasser im Munde zusammenlaufen. Ein Salat ist eher abschreckend. Wenn Sie aber nichts mehr entbehren müssen und alles essen dürfen, dann wird sich eine sehr ausgewogene und gesunde Essweise wie von selbst einstellen.

6. Frage: Was mache ich, wenn ich nicht abnehme?

Das Abnehmen entfernen wir beim intuitiven Essen von der ersten Stelle. Dort platzieren wir die Körpersignale. Tatsächlich kann es aber passieren, dass intuitive Esser nicht abnehmen. Beispielsweise weil sie nach einer extremen Diät mit dem Erlernen des intuitiven Essens beginnen oder weil sie durch Krankheiten, Hormonumstellungen oder durch genetische Veranlagung nicht das gewünschte Gewicht erreichen können.

Das kann auch zeitlich begrenzt sein. Trotzdem ist das intuitive Essen immer ein Gewinn für Sie. Denn nichts mehr entbehren zu müssen, sich nicht für verbotenes Essen bestrafen zu müssen, kein schlechtes Gewissen zu haben, ist ein großer Gewinn an Lebensqualität. Letztendlich führt das intuitive Essen dazu, dass Ihr Leben auf Dauer glücklicher wird. Egal ob Sie nun abnehmen oder nicht.

7. Frage: Was darf ich trinken?

Auch wenn wir nur über das Essen gesprochen haben, für das Trinken gilt es in dem gleichen Maße. Wenn Sie Durst haben, dann trinken Sie etwas. Die Aussage, Sie müssen mindestens zwei oder drei oder gar fünf Liter pro Tag trinken,

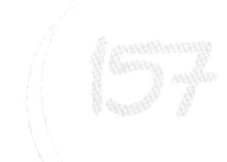

sind Aussagen der Getränkeindustrie. Missachten Sie Ihren Durst nicht und geben Sie ihm sofort nach. Wenn Ihnen nicht nach Wasser oder Tee ist, dann machen Sie es wie beim Essen. Gönnen Sie sich auch Limonade oder Cola. Es gibt auch hier keine Verbote. Deshalb ist es wichtig, dass Sie auch eine Auswahl an Getränken zu Hause haben, sodass Sie auf Ihren Genuss kommen.

8. Frage: Wie viel Sport muss ich treiben, damit es funktioniert?

Grundsätzlich funktioniert das intuitive Essen auch ohne Sport. Sie können auch nur mit dem Essen gesund und fit bleiben. Sport unterstützt dabei zusätzlich, ist aber nicht unbedingt notwendig. Trotzdem möchte ich Ihnen die Bewegung und den Sport ans Herz legen. Bewegung lohnt sich in jedem Alter. Wenn Sport und Bewegung für Sie momentan einfach noch negativ mit den Diätgedanken besetzt sind, dann führen Sie, wie bereits geschildert, Ihren Sport erst einmal mental durch.

Denken Sie daran, dass Sie sich nur deshalb bewegen und Sport treiben, weil es Spaß macht sowie Freude und gute Laune bringt. Sport wird in keinem Fall deshalb gemacht, damit Sie mehr essen können. Machen Sie sich keine Schuldgefühle, wenn Sie jetzt keinen Sport machen wollen. Irgendwann kommt die Zeit, dass Sie Ihren Unwillen ablegen und Sport betreiben wollen. Oft ist es so, dass Sie dann nicht mehr verstehen, warum Sie so gegen Sport waren.

9. Frage: Wie sieht es mit Alkohol aus?

Alkohol ist vermutlich verboten, so fragen die meisten Patienten. Aber es gibt keine Verbote. Alkohol ist kein Nahrungsmittel, sondern ein reines Genussmittel. Alkohol ist nicht gesund. Alkohol kann krank und süchtig machen. Glauben Sie nicht, dass ein Glas Rotwein gut für das Herz ist und dass ein Schnaps

die Verdauung anregen kann. Trotzdem ist beim intuitiven Essen Alkohol nicht verboten. Trockene Alkoholkranke und schwangere Frauen sollten natürlich trotzdem darauf verzichten. Bedenken sollten Sie, dass Alkohol von der Leber als Gift erkannt wird.

Deshalb stellt die Leber den Alkoholabbau allen anderen Arbeiten voran. Alkohol lässt die Stimmung schwanken. Deshalb sind Sie durch Alkohol auch in der Lage Hungersignale zu spüren, obwohl gar keine vorhanden sind. Die Sättigungssignale werden durch Alkohol leider oft überhört. Sie dürfen als intuitiver Esser Alkohol trinken, wenn Sie das möchten.

10. Frage: Kann meine ganze Familie mitmachen?

Im Grunde genommen Ja. Aber bedenken Sie, wie oft Sie bereits eine Diät oder eine Hungerkur gemacht haben und Ihre Familie musste darunter leiden. Wenn Sie nun genau erklären, was und warum Sie so essen, wird das erst einmal Erstaunen hervorrufen und viele Fragen aufwerfen. Ich rate Ihnen, das nicht zu tun. Sie benötigen die Zeit für sich. Je achtsamer Sie mit sich umgehen, ohne auf negative Stimmen hören zu müssen, umso schneller können Sie zum intuitiven Esser werden.

11. Frage: Soll ich erzählen, wie ich mich ernähre?

Im Grunde genommen Ja. Aber Sie müssen mit Gegenstimmen rechnen. Denn wenn es um das Essen geht, dann kann jeder mitreden und jeder hat eine Meinung. Gerade wenn Sie noch unsicher sind und Ihre innere Stimme noch nicht so gut hören, rate ich davon ab. Haben Sie Ihre Sicherheit erreicht, spüren Sie Ihre Körpersignale, können Sie Ihre emotionalen Bedürfnisse erfüllen, dann macht es viel mehr Freude darüber zu berichten.

12. Frage: Wie verhalte ich mich bei privaten Einladungen?

Bleiben Sie in jedem Fall bei sich und lassen Sie sich zu nichts überreden. Wenn jemand Ihre Grenzen nicht akzeptieren möchten, dann gehen Sie einfach nicht darauf ein.

Wenn Ihr Teller ohne Ihre Zustimmung gefüllt wird, dann ist es Ihr gutes Recht, nicht aufzuessen. Ihren Teller zu leeren, nur weil Sie privat eingeladen sind, müssen Sie sowieso nicht. Vergessen Sie dieses angelernte Verhalten. Es ist Teil des intuitiven Essens.

13
Wissenschaftliche Studien

13. Wissenschaftliche Studien

Wissenschaftliche Studien zu Diäten

Wissenschaftliche Studien zeigen, dass Diäten, mit dem Ziel das Körpergewicht zu vermindern, nicht funktionieren. Häufig führen gerade Diäten zu einer Gewichtszunahme (*Heatherton T. F., Mahamedi F., Striepe M., et al. A 10-year longitudinal study of body weight, dieting, and eating disorder symptoms. J Abnorm Psychol 1997;106:117–25*).

Diäten können sich sogar zusätzlich schädlich auf Ihre Gesundheit auswirken. Durch den bekannten Jo-Jo-Effekt erhöht sich das Risiko, beispielsweise an Diabetes mellitus oder auch an Krebs zu erkranken (*Arnold, A. M., Newman, A. B., Cushman, M., Ding, J., Kritchevsky, S., 2010, Body weight dynamics and their association with physical function and mortality in older adults: the cardiovascular health study. J Gerontol. A Biol. Sci. Med. Sci. 65A (1), 63–70*).

Wenn Sie häufig eine Diät eingehalten haben, erhöht sich die Gefahr von Heißhungerattacken. Das kann so weit gehen, dass es zu einer Essstörung kommt (*Andrés A., Saldaña C. Body dissatisfaction and dietary restraint influence binge eating behavior. Nutr Res. 2014;34(11):944–50*).

Die Essstörung Binge Eating kann aber dann gerade wieder mit dem intuitiven Essen verbessert werden (*Smitham L. (2008). Evaluating an Intuitive Eating Program for Binge Eating Disorder: A Benchmarking Study. University of Notre Dame, Dissertation. 26. November 2008*).

Vorteile des intuitiven Essens

Mittlerweile gibt es weltweit mehr als 40 verschiedene Studien zum Thema intuitives Essen. In den meisten Studien konnte nachgewiesen werden, dass intuitive Esser einen niedrigeren BMI und damit ein geringeres Körpergewicht aufweisen als die Vergleichsgruppe der jeweiligen Studie.

Das erhöhte Selbstwertgefühl, das persönliche Wohlbefinden und die verbesserte Lebensqualität waren zusätzliche Faktoren, die mit dem intuitiven Essen erreicht werden konnten.

Achtsamkeit, sich selbst annehmen und ein eigenes Mitgefühl sind hilfreiche Möglichkeiten, die selbstkritische und verzerrte eigene Gewichtswahrnehmung umzuwandeln. *(Anderson L. M., Reilly E. E., Schaumberg K., Dmochowski S., Anderson D. A. (2015). Contributions of mindful eating, intuitive eating, and restraint to BMI, disordered eating, and meal consumption in college students. Eat Weight Disord.Aug.5.; Webb J. B., and Hardin A. S. (2016). An integrative affect regulation process model of internalized weight bias and Intuitive Eating in college women. Appetite. Doi:10.1016/j.appet.2016.02.024).*

In einer neueren Studie wurde aufgezeigt, dass sich eine angenehme Umgebung positiv auf das Essen auswirkt. Die Umgebung trägt dazu bei, dass die Nahrungsmenge intuitiv reguliert wird und nicht über die Sättigung hinaus gegessen wird. *(Carbonneau N., Carbonneau E., Cantin M., Gagnon-Girouard M. P. (2015). Examining women's perceptions of their mother's and romantic partner's interpersonal styles for a better understanding of their eating regulation and intuitive eating. Appetite. Sep;92:156–66).*

2016 verglichen Bruce L. J. und Ricciardell L. A. 24 Studien zum intuitiven Essen, die zwischen 2006 und 2015 veröffentlicht wurden. Die intuitive und damit achtsame Ernährung schlug bei der Mehrheit der an den Studien teilnehmenden Universitätsstudenten sehr positiv an.

Das eigene Körperbild wurde entschieden besser angenommen und das emotionale Essen wurde wesentlich weniger. Die Forscher sind nun allerdings der Meinung, dass festgestellt werden muss, ob diese Ergebnisse allgemein auf Erwachsene übertragen werden können (*Bruce L. J., Ricciardelli L. A. (2016). A systematic review of the psychosocial correlates of intuitive eating among adult women. Appetite.96:454–472.*)

14 Zusammen-
fassung

14. Zusammenfassung

1. Nie wieder eine Diät

Leitgedanke: *Die ursprüngliche Weisheit ist Intuition, während alles spätere Wissen angelernt ist.* Von Ralph Waldo Emerson, Geistlicher, Philosoph Schriftsteller (1803–1892)

1. Keine Scheindiäten mehr	
Scheindiät	**erledigt**
Heimliches Kalorienzählen	☐
Fett vermeiden	☐
Kohlenhydrate vermeiden	☐
Keine festen Essenszeiten	☐
Kein Weglassen von Mahlzeiten	☐
Hunger nicht übergehen	☐
Keine Strafe wegen unerlaubter Produkte	☐
Keine Schnelldiät (wenig essen, viel Sport)	☐
Normales Essen in Gesellschaft	☐
Mehr Sport – mehr Essen	☐

2. Diese Schäden richten Diäten an

Schäden	verstanden
Stoffwechselstörung	☐
Negative Figurveränderung	☐
Giftdepots	☐
Vergiftungen	☐
Chronische Erkrankungen	☐
Langsamer Stoffwechsel	☐
Essattacken	☐
Essstörungen	☐
Panikattacken	☐
Fehlendes Selbstbewusstsein	☐

3. Hilfsmittel für meine Diäten entfernen

Hilfsmittel	erledigt
Entfernung Badezimmerwaage	☐
Entfernung Küchenwaage	☐
Entfernung Ernährungspläne	☐
Entfernung Kalorientabelle	☐
An mir wachsen	☐
Mich an die Hand nehmen	☐

2. Hunger und Esslust

Leitgedanke: *Intuition ist Intelligenz mit überhöhter Geschwindigkeit.* Aus Italien –
Verfasser und Entstehungsjahr unbekannt

1. Meine Hungersignale spüren

Signal	gespürt
Konzentrationsschwierigkeiten	☐
Leichter Schwindel	☐
Flaues Gefühl um die Magengegend	☐
Kopfschmerzen	☐
Gereizte Stimmung	☐
Bauchschmerzen	☐
Körperliche Schwäche	☐
Gemütszustand: Vorfreude	☐
Gemütszustand: Missmut	☐
Gemütszustand: Kraftlosigkeit	☐

2. Meinen Hungerstatus überprüfen in Prozent

Essen	10	20	30	40	50	60	70	80	90	100
Beginn										
Mitte										
Ende										

168

3. Meine Sättigungssignale spüren

Zufriedenheit	gespürt
Gefühl von Leichtigkeit	☐
Magenfülle angenehm	☐
Gestärkt sein	☐
Energie	☐
Glücklich sein	☐
Inneres Lächeln	☐

4. Meinen Sättigungsstatus überprüfen (in Prozent)

Essen	10	20	30	40	50	60	70	80	90	100
Beginn										
¼ Menge										
½ Menge										
Fast fertig (¾ Menge)										
Ende										

5. Meine Liste der Nahrungsmittel und Speisen, die mich nicht satt machen (Beispiel)

Nahrungsmittel/Speise	Warum?
Frisches, warmes Brot	Liebe den Geschmack zu sehr
Obst	Sättigungszustand dauert nur 10 Minuten
Schokolade	Bekomme Heißhungerattacke

3. Verbote und Entbehrungen
Leitgedanke: *Mit Logik kann man Beweise führen, aber keine neuen Erkenntnisse gewinnen, dazu gehört Intuition.* Henri Poincaré, französischer Mathematiker und Astronom (1854–1912)

1. Meine Angst vor diesem Essen (Beispiel)

Speise	freigegeben	zweimal frei	dreimal frei	Kontrolle
Käsespätzle	☐	☐	☐	☐
Kaiserschmarren	☐	☐	☐	☐
Pizza	☐	☐	☐	☐
Currywurst	☐	☐	☐	☐
Pommes frites	☐	☐	☐	☐
Butterhörnchen	☐	☐	☐	☐
	☐	☐	☐	☐
	☐	☐	☐	☐

2. Mein Geschmackstest (Beispiel)

Speise	Sehr gut	gut	Muss nicht sein
Käsespätzle	☐	☐	☐
Kaiserschmarren	☐	☐	☐
Pizza	☐	☐	☐
Currywurst	☐	☐	☐
Pommes frites	☐	☐	☐
Butterhörnchen	☐	☐	☐
	☐	☐	☐
	☐	☐	☐

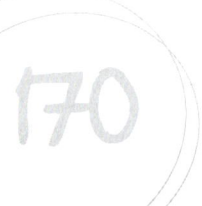

3. Expertenwissen, das mich schuldig macht

Info	Stimmt nicht
Schokolade und Süßigkeiten machen dick	☐
Kohlenhydrate machen dick	☐
Kohlenhydrate abends machen sehr dick	☐
Fett macht dick	☐
Kein Frühstück ist gut	☐
Dünsten und grillen ist gesünder als braten	☐
Vor jedem Essen Wasser trinken ist richtig	☐
Auf Salz verzichten ist gut	☐
Frittierte Produkte sind schlecht	☐
Nur mageres Fleisch ist gesund	☐
Fettreiche Milchprodukte sind schlecht	☐

4. Mein Regelverzicht und mein Neinsagen

Regel	nein
Exakte Essenszeiten einhalten	☐
Teller leer essen	☐
Essensrituale	☐
Diskussionen rund um das Essen	☐

4. Genuss und Sinnlichkeit

Leitgedanke: *Intuition ist dein innerer Kompass, der dir die richtige Richtung weist.*
Helga Schäferling, Professor, deutsche Sozialpädagogin (*1940)

1. Meinen Geschmackssinn erforschen (Beispiel)

Speise	Schmeckt reizend	Schmeckt neutral	Schmeckt abstoßend
Schokolade	☐	☐	☐
Gummibärchen	☐	☐	☐
Lachs-Sahne-Nudeln	☐	☐	☐
Spaghetti Bolognese	☐	☐	☐
Milchreisauflauf mit Zimt	☐	☐	☐
Schokoladenpudding	☐	☐	☐
Currywurst mit Pommes	☐	☐	☐
Frisches Butterbrot	☐	☐	☐
Sauerbraten mit Klößen	☐	☐	☐

2. Meine Beurteilung der Konsistenz (Beispiel)

Speise	Sehr gut	gut	abstoßend
Schokolade	☐	☐	☐
Gummibärchen	☐	☐	☐
Lachs-Sahne-Nudeln	☐	☐	☐
Spaghetti Bolognese	☐	☐	☐
Milchreisauflauf mit Zimt	☐	☐	☐
Schokoladenpudding	☐	☐	☐
Currywurst mit Pommes	☐	☐	☐
Frisches Butterbrot	☐	☐	☐
Sauerbraten mit Klößen	☐	☐	☐

3. Meine Beurteilung des Essensplatzes

Platz-Qualität	Stimmig, gut
Geschirr und Besteck	☐
Servietten	☐
Sets und Tischdecke	☐
Dekoration	☐
Bequemer Platz	☐
Angenehme Aussicht vom Essplatz	☐
Essplatz perfekt für mich	☐

4. Meine früheren Lieblingsspeisen

Erinnerungen	Welches Essen gab es?	Lieblingsessen
Schulbeginn		☐
Ferien		☐
Weihnachten		☐
Mein Geburtstag		☐
Kommunion		☐
Krankheit		☐
Trostspender		☐

5. Mein Gehörsinn zum Essen

Essen	Musik	Musikrichtung
Frühstück	☐	
Warmes Mittagessen	☐	
Kaltes Mittagessen	☐	
Kuchen	☐	
Essen mit Freunden	☐	
Essen mit Partner	☐	

173

5. Essen als Ersatzbefriedigung

Leitgedanke: *Einige Intuitionen lassen vermuten, dass wir viel mehr als fünf Sinne haben.* Michael Marie Jung, Professor, Hochschullehrer, Coach, Wortspieler (*1940)

1. Bin ich ein emotionaler Esser?

Frage	ja	nein
Ich esse oft nur aus Appetit, nicht aus Hunger	☐	☐
Ich kann beim Naschen nicht aufhören, bis die Packung leer ist	☐	☐
Wenn mir Essen angeboten wird, kann ich nicht Nein sagen	☐	☐
Wenn Essen in der Nähe ist, greife ich immer wieder zu	☐	☐
Ich kaufe keine Knabbereien oder Süßigkeiten auf Vorrat	☐	☐
Zwischen den Mahlzeiten gönne ich mir ohne Hungersignale einen gesunden Snack	☐	☐
Bei einem Nachschlag sage ich nie Nein	☐	☐
Ich fühle mich erst satt, wenn ich keinen Bissen mehr essen kann	☐	☐
Ich halte feste Essenszeiten ein und esse dann auch ohne Hunger	☐	☐
Essenzeiten und das Essen selbst helfen mir bei der Tagesplanung	☐	☐

2. Meine Ursachen des emotionalen Essens

Kindheit	ja		nein
Viel oder sogar zu viel gegessen	☐		☐
Heimliches essen oder naschen	☐		☐
Gemeinsame Mahlzeiten	☐		☐
Wie wichtig war Essen?	Wichtig ☐	Unwichtig ☐	Weiß nicht ☐

3. Meine Auslöser für emotionales Essen

Auslöser	ja	nein
Ablenkung	☐	☐
Stress	☐	☐
Belohnung	☐	☐
Wut, Ärger	☐	☐
Angst, Sorgen	☐	☐
Liebe, Zuneigung	☐	☐
Harmonie	☐	☐
Langeweile	☐	☐
Einsamkeit	☐	☐

4. Mein Ernährungsprotokoll

Tag	Uhrzeit	Menge	Nahrungsmittel Getränk	Gefühl/ Körpergefühl

5. Meine Bedürfnisse ohne Essen erfüllen

Bedürfniserfüllung	ja	nein
Massage	☐	☐
Sauna	☐	☐
Spielen	☐	☐
Meditieren	☐	☐
Bewegung	☐	☐
Shopping	☐	☐
Kosmetik und Schönheit	☐	☐

6. Ihr perfekter Körper

Leitgedanke: *Wenn es einen sechsten Sinn gibt, ist es die Intuition, dieses instinktive Zusammenfassen von Erinnerungen und anderen Beweismaterialien, von den fünf Sinnen eingesammelt und vom Bewusstsein korreliert.* William James Mayo, amerikanischer Chirurg und Mitbegründer der Mayo Clinic (1861–1939)

1. Meinen Körper wertschätzen

Was gefällt mir an meinem Körper besonders	ja	nein
Augen	☐	☐
Mund	☐	☐
Nase	☐	☐
Ohren	☐	☐
Haare	☐	☐
Hals	☐	☐
Brust	☐	☐
Haut	☐	☐
Lachen	☐	☐
Stimme	☐	☐
Arme	☐	☐
Beine	☐	☐
Bauch	☐	☐
Gesäß	☐	☐
Füße	☐	☐
Hände	☐	☐

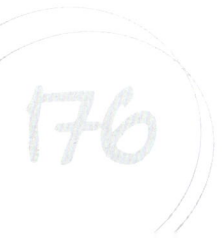

2. Meinem Körper Freude bereiten

Freudenspende	durchgeführt
Neues Kleidungsstück	☐
Neue Unterwäsche	☐
Duschbad	☐
Schaumbad	☐
Massage	☐
Sauna	☐
Schwimmen	☐
Wellnesswochenende	☐

3. Meine Vorurteile erkennen

Vorurteil	ja	nein
Dicke haben einen schwachen Willen	☐	☐
Dicke sind langsam	☐	☐
Dicke sind faul	☐	☐
Dicke haben keine Kontrolle	☐	☐
Dicke riechen schlecht	☐	☐
Dicke sind erfolglos	☐	☐
Schlanke sind gesund	☐	☐
Schlanke treiben Sport	☐	☐
Schlanke sind erfolgreich	☐	☐
Schlanke sind angenehm	☐	☐
Dünne sind immer magersüchtig	☐	☐
Dünne sind krank	☐	☐
Dünne sind nervös	☐	☐

7. Die richtige Nahrungsqualität

Leitgedanke: *Unsere Augen glauben an sich selber, unsere Ohren glauben anderen Menschen, unsere Intuition glaubt der Wahrheit.* Verfasser und Entstehungsjahr Unbekannt

1. Schöpfe ich bei meinem Essen aus dem Vollen?

Was ist oft – mindestens zweimal pro Woche?	ja	nein
Salate (welche)	☐	☐
Gemüse (welche)	☐	☐
Obst (welches)	☐	☐
Getreide (welche? wie?)	☐	☐
Reis	☐	☐
Kartoffeln (wie?)	☐	☐
Pflanzenöl	☐	☐
Nüsse und Mandeln	☐	☐
Milchprodukte	☐	☐
Fisch	☐	☐
Meeresfrüchte	☐	☐
Fleisch	☐	☐
Eier	☐	☐
Käse	☐	☐
Hülsenfrüchte	☐	☐
Industriell verarbeitete Produkte (welche?)	☐	☐

2. Gesunde Varianten vom Essen

Frage	ja	nein
Freue ich mich wirklich auf den Geschmack dieses Essens?	☐	☐
Ist dieses Essen genau das, was ich mir jetzt wünsche?	☐	☐
Wenn ich dieses Essen jetzt nicht hätte, was würde ich mir dann aussuchen?		
Wäre mir diese Essensvariante lieber?	☐	☐

8. Sport und Bewegung

Leitgedanke: *Intuition, sprunghafte Einsicht, deren Schritte nachzuholen sind.* Dr. phil. Manfred Hinrich, deutscher Philosoph, Lehrer, Journalist und Schriftsteller (1926−2015)

1. So stelle ich mir Sport vor

Das passiert nach dem Sport mit mir	ja	nein
Meine Haut ist schön durchblutet, rosa	☐	☐
Meine Augen sind klar	☐	☐
Ich kann besser sehen	☐	☐
Ich bin erschöpft	☐	☐
Ich bin energiegeladen	☐	☐
Ich kann besser mit Stress umgehen	☐	☐
Ich habe bessere Laune	☐	☐
Die Sorgen sind kleiner	☐	☐
Ich schlafe tief und fest	☐	☐

2. Meine täglichen/wöchentlichen Bewegungseinheiten

Bewegung	ja	nein
Gehen	☐	☐
Zügiges Gehen	☐	☐
Bügeln	☐	☐
Wäsche aufhängen	☐	☐
Putzen	☐	☐
Staubsaugen	☐	☐
Staubwischen	☐	☐
Abspülen	☐	☐
Kochen	☐	☐
Treppensteigen	☐	☐
Rasenmähen	☐	☐
Laub rechen	☐	☐
Unkraut zupfen	☐	☐
Sträucher und Bäume schneiden	☐	☐

3. Meine sportlichen Aktivitäten

Das habe/will ich ausprobieren	ja	nein
Fitnessclub	☐	☐
Federball	☐	☐
Kegeln/Bowling	☐	☐
Minigolf	☐	☐
Fahrradfahren	☐	☐
Wandern	☐	☐
Vereinssport/Mannschaftssport	☐	☐
Turnen und Gymnastik	☐	☐
Leichtathletik	☐	☐
Yoga, Pilates, Feldenkrais	☐	☐
Laufen, Joggen, Walken	☐	☐
Inlineskating	☐	☐
Klettern, Bouldern	☐	☐
Schwimmen	☐	☐
Rudern, Stand Up Paddling	☐	☐
Tanzen	☐	☐
Kampfsport	☐	☐
Wintersport	☐	☐
Trampolin	☐	☐
Übungen ohne Geräte (1-min-Körpercheck)	☐	☐
Kraftsport	☐	☐

Nachwort

Wenn Sie nun beginnen und einzelne Punkte umsetzen, dann begeben Sie sich auf den Weg zu einem glücklicheren Leben. Ein Leben, in dem die Freude und der Genuss einen großen Anteil haben. Denn bedenken Sie, wie viel Zeit Sie mit dem Essen verbringen.

Das beginnt schon mit dem Einkaufen der Lebensmittel, der Zubereitung der Speisen und dann das Essen selbst. Einige Stunden sind das täglich.

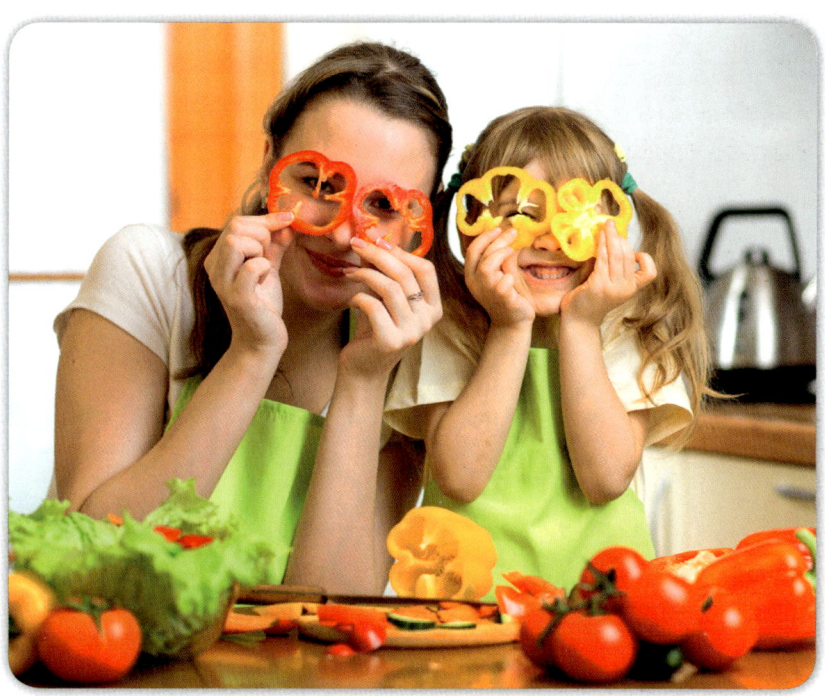

Wenn Sie das bisher freudlos oder unter Stress gemacht haben, dann steigt Ihre Lebensqualität mit dem Erlernen des intuitiven Essens gewaltig. Auf einmal hält jeder Tag Glücksstunden für Sie bereit. Anstatt nach dem Essen schlechte Laune zu haben, weil Sie entweder Verbotenes gegessen haben oder eine Speise, die Sie gar nicht mögen oder sogar Ihr Essen dazu benutzt haben, andere Bedürfnisse zu erfüllen, sind Sie jetzt einfach nur glücklich. Sie haben etwas gegessen, weil Sie Hunger hatten. Sie haben etwas gegessen, das Sie voll angesprochen hat. Ihre Zunge, Ihr Gaumen, Ihre Nase und Ihre Augen wurden erfreut und befriedigt.

Das bedeutet Entspannung und Anspannung, Beruhigung und Aufregung, Genuss und Zufriedenheit. Eine schöne Balance, die Ihr Körper und Ihr Geist durch das Essen erreichen können. Damit sind Sie auch für andere Aufgaben im Alltag gestärkt. So schnell kann Sie nun nichts mehr aus der Bahn werfen. Nehmen Sie diese positiven Veränderungen wahr und freuen Sie sich darüber. Sie haben für Ihr Leben eine neue Verantwortung übernommen. Sie entscheiden ab sofort völlig allein über das, was Sie essen und trinken. Niemand beeinflusst Sie künftig mehr. Keine Diät, kein Ernährungsplan, keine Ernährungsvorschläge, kein Ernährungsexperte. Denken Sie daran, denn nur Sie können für sich richtig entscheiden. Niemand entscheidet besser für Sie, als Sie selbst. Genießen Sie Ihr neues Körpergefühl, spüren Sie Ihre Körpersignale, lassen Sie sich inspirieren von Ihrer Intuition – diesem sechsten Sinn, der zusammen mit Ihren anderen fünf Sinnen Ihre Lebensqualität vielfach verbessern kann.

> *Intuition ist der Sinn, der die restlichen fünf Sinne*
> *zu Höchstleistungen treiben kann.*
> Gudrun Nebel, Heilpraktikerin, Dozentin, Autorin (*1961)

Notizen

NOTIZEN

NOTIZEN